D1731408

**Schriftenreihe der Gesellschaft
für Mineralstoffe und
Spurenelemente e. V.**

Spuren-
elemente

Nutritive, metabolische und pharmakologische Aspekte der Versorgung mit Spurenelementen

14. Jahrestagung der
Gesellschaft für Mineralstoffe und Spurenelemente,
Neuherberg bei München 1998

Technische Universität München,
GSF – Forschungszentrum Neuherberg

Herausgegeben von
Dr. Dr. habil. Anna M. Reichlmayr-Lais und
Dr. Dr. habil. Wilhelm Windisch

Wissenschaftliche Verlagsgesellschaft mbH Stuttgart 2001

Anschrift der Herausgeber:

Dr. Dr. habil. M. Reichlmayr-Lais
Technische Universität München
Arcisstraße 21, D-80333 München

Dr. Dr. habil. W. Windisch
Department für Tierwissenschaften,
Wissenschaftszentrum Weihenstephan für Ernährung,
Landnutzung und Umwelt
Hochfeldweg 6, D-85350 Freising

Die Deutsche Bibliothek – CIP-Einheitsaufnahme

Mineralstoffe und Spurenelemente : nutritive, metabolische und pharmakologische Aspekte der Versorgung mit Mengen- und Spurenelementen ; in Neuherberg bei München am 07. Mai 1998 / Technische Universität München, GSF-Forschungszentrum Neuherberg. Hrsg. von Anna M. Reichlmayr-Lais und Wilhelm Windisch. – Stuttgart : Wiss. Verl.-Ges. 2001
(… Jahrestagung der Gesellschaft für Mineralstoffe und Spurenelemente e. V. ; 14)
(Schriftenreihe der Gesellschaft für Mineralstoffe und Spurenelemente e. V.)
ISBN 3-8047-1891-4

Druck: Hofmann, Schorndorf
Umschlaggestaltung: Atelier Schäfer, Esslingen

Vorwort

Die 14. Jahrestagung der GMS fand am 7. Mai 1998 im GSF Forschungszentrum Neuherberg bei München in Kooperation mit der Technischen Universität München statt. Sie war eingerahmt von zwei hochrangigen Tagungen. Vom 4. bis 6. Mai 1998 fand die 1. internationale Konferenz über Spurenelement-Speziation und vom 8. bis 9. Mai 1998 das 5. internationale Symposium über Metallionen in Biologie und Medizin statt.

Während sich die erste Tagung mit der Speziation-Analytik im weitesten Sinne beschäftigte, einem Gebiet, das zunehmend in Medizin, Umweltforschung und Ernährung an Bedeutung gewinnt, war die 14. Jahrestagung vor allem den nutritiven, metabolischen und pharmakologischen Aspekten der Mengen- und Spurenelemente gewidmet. Ähnlich breit waren auch die Themen des nachfolgenden Symposiums.

Der Bedarf an Mengen- und Spurenelementen eines Organismus resultiert aus den essentiellen Funktionen der Elemente im Stoffwechselgeschehen. Die großen Fortschritte in der Molekular- und Zellbiologie einerseits und in der Analytik andererseits haben in den letzten Jahren zum Verständnis der Bedeutung der Mengen- und Spurenelemente in Biologie und Medizin sehr viel beigetragen. Fragen des Bedarfs, der Verwertung und der Regulation erscheinen in neuem Licht. Der Erkenntnisfortschritt ermöglicht neue Ansätze für Diagnose, Bedarfsdeckung und Therapie. Gerade hier kommt der Gesellschaft für Mineralstoffe und Spurenelemente e.V. eine ganz wesentliche Aufgabe zu, nämlich die Umsetzung des Erkenntnisgewinns aus der Grundlagenforschung in Konzepte für praktische Anwendung in Ernährung und Medizin. Dieses Ziel kann in interdisziplinären Begegnungen zwischen Wissenschaft und Praxis erreicht werden, die die Gebiete Analytik, Ernährung, Prävention, Medizin, Toxikologie, Arbeitsmedizin und Umweltschutz einschließen.

Als Tagungspräsidentin und Mitherausgeber wünschen wir uns, dass die interdisziplinäre Diskussion in der Mengen- und Spurenelementforschung noch stärker in praktische Empfehlungen für Ernährung und Medizin umgesetzt wird. Mögen unsere Jahrestagungen dafür eine zunehmende Plattform sein.

Für die Unterstützung bei der Vorbereitung und bei der Durchführung möchten wir uns bei allen Beteiligten ganz herzlich bedanken.

München, im Juli 2001

Dr. Dr. habil. Anna Reichlmayr-Lais
Tagungspräsidentin

Dr. Dr. habil. Wilhelm Windisch
Mitherausgeber

Inhaltsverzeichnis

Anschrift der Referenten

Dr. Cornelia Schmutzler
Abteilung Molekulare Innere Medizin
Medizinische Poliklinik der Universität Würzburg
Röntgenring 11
D-97070 Würzburg

Dr. Göran Hunder
Walther-Straub-Institut für Pharmakologie und Toxikologie
Ludwig-Maximilians-Universität München
Nußbaumstrasse 26
D-80336 München

Thomas Plecko, Dipl.-Chem.
Institut für Klinische Chemie und Laboratoriumsmedizin
Katharinenhospital
Kriegsbergstr. 60
D-70174 Stuttgart

Dr. Antonios Kyriakopoulos
Hahn-Meitner-Institut
Dept. Trace Molecular Trace Element Research in the Life Sciences
Glienicker Str. 100
D-14129 Berlin

Dr. Kirsten Hesse-Bähr
Klinische Forschergruppe und Abteilung für Molekulare Innere Medizin
Medizinische Poliklinik der Universität Würzburg
Röntgenring 11
D-97070 Würzburg

Dr. Andrea Raab
Hahn-Meitner-Institut, Abteilung NG
Glienickerstraße 100
D-14109 Berlin

Prof. Dr. Dr. Bernd Elsenhans
Walther-Straub-Institut für Pharmakologie und Toxikologie
Ludwig-Maximilians-Universität München
Nussbaumstrasse 26
D-80336 München

Dr. York Schmitt
Institut für Labormedizin
Klinikum Darmstadt
D-64276 Darmstadt

Dr. Johannes Eberle
Institut für Physiologie, Physiologische Chemie und Tierernährung
Ludwig Maximilians Universität, München
Veterinärstrasse 13
D-80539 München

Dr. Erika Sievers
Klinik für Pädiatrie
Christian-Albrechts-Universität Kiel
Schwanenweg 20
D-24105 Kiel

Dr. Lubomir Angelow
Sektion „Ernährung und Futtermitteltechnologie
Forschungsinstitut für Tierzucht
2232 – Kostinbrod
Bulgarien

Prof. Dr. Jürgen Vormann
Protina Pharm. GmbH
Adalperostr. 30
D-85737 Ismaning

Funktion und Regulation des Jodidtransporters in der Schilddrüse

Cornelia Schmutzler und Josef Köhrle, Würzburg

Einleitung

Jod ist ein Spurenelement, welches nur ungefähr 10^{-4} % der Erdkruste ausmacht. Andererseits ist es im Organismus von Vertebraten von zentraler physiologischer Bedeutung als Bestandteil der Schilddrüsenhormone Thyroxin (T4) und Trijodthyronin (T3). Diese wiederum regulieren Wachstum und Reifung insbesondere des Nervensystems sowie u. a. den Intermediärstoffwechsel, den Energiehaushalt und die Thermogenese bei Erwachsenen. Die regionale Unterversorgung mit Jod und als Konsequenz davon mit Schilddrüsenhormonen führt zu den bekannten Mangelerscheinungen von der endemischen Struma, die in der Bundesrepublik Deutschland noch immer bis zu 50 % der Bevölkerung betrifft, über Schilddrüsenautonomien und Hypothyreosen bis hin zum Kretinismus in Entwicklungsländern. Schilddrüsenerkrankungen sind in Deutschland die vierthäufigste Indikation für Operationen, und noch immer führen die Folgeerscheinungen des Jodmangels zu eigentlich überflüssigen Kosten im Gesundheitswesen (3 Mrd. DM/Jahr inklusive Arbeitsausfall durch Krankheit, etc.).

Voraussetzung für eine normale Hormonogenese von T4 und T3 in der Schilddrüse ist deren Fähigkeit, Jodid aus der Zirkulation um ein Vielfaches anzureichern. Dies geschieht durch einen aktiven Transportprozeß, dessen Existenz und Eigenschaften schon seit einigen Jahrzehnten bekannt waren. In jüngerer Zeit wurde ein entscheidender Fortschritt erzielt mit der Klonierung des Proteins, welches diesen Transport vermittelt, des natriumabhängigen Jodidtransporters oder Natrium-Jodid-Symporters (NIS). Somit ist dieses Protein nun einer genaueren biochemischen und biophysikalischen Untersuchung auf molekularer Ebene zugänglich. Viele der zuvor durch funktionelle Analyse an verschiedenen Modellen (Gewebekulturen der Schilddrüse, Primärkulturen von Thyrocyten und Schilddrüsenzellinien) gewonnene Daten zum Mechanismus des Jodidtransports und zu seiner Regulation etwa durch Thyrotropin (TSH) oder Jodid konnten so durch direkte Analyse des NIS-Proteins und seiner mRNA bereits bestätigt werden. Darüber hinaus ergeben sich neue und tiefere Erkenntnisse etwa zu den für

Funktion und Regulation wichtigen Strukturelementen des NIS oder bezüglich des Mechanismus, mit dem Hemmstoffe wie Perchlorat den Jodidtransport beeinflussen. Solche Untersuchungen sind nun leichter auszuführen durch die Möglichkeit, NIS in schilddrüsenfremden Systemen zu exprimieren, die endogen keinen Jodidtransport zeigen und auch auf die Vielfalt der Faktoren nicht reagieren, welche in der Schilddrüse den NIS beeinflussen. Weiterhin läßt sich nun auch ermitteln, auf welcher Ebene - transkriptional, posttranskriptional oder translational - Stimulatoren oder Inhibitoren in Funktion und Expression des NIS eingreifen. Die molekulare Analyse seines Gens bzw. die Verfügbarkeit von Antikörpern eröffnen diagnostische Möglichkeiten, welche klären werden, welche Rolle der NIS bei verschiedenen Formen von Schilddrüsenerkrankungen spielt. Schließlich steht der NIS auch zur Verfügung für weitergehende therapeutische Optionen wie z. B. die Gentherapie in der Schilddrüse sowie auch in anderen Geweben.

Biosynthese der Schilddrüsenhormone

Die Aufnahme von Jodid in den Thyrocyten durch den NIS ist der erste und geschwindigkeitsbestimmende Schritt während der Biosynthese der Schilddrüsenhormone. Die Abbildung 1 zeigt eine Übersicht über die dabei ablaufenden Syntheseschritte und die Rolle des NIS innerhalb der Reaktionssequenz. Jodid wird durch einen Kanal (I^--Kanal) in der apikalen Plasmamembran ins Lumen des Follikels abgegeben; Thyreoglobulin (Tg) wird durch Sekretorische Vesikel (SV) ins Lumen transportiert. Dort wird Jodid unter Beteiligung von H_2O_2 (erzeugt durch ein noch unvollständig charakterisiertes H_2O_2-generierendes System) und Katalyse durch Thyroperoxidase (TPO) oxidativ an Tyrosylreste von Tg gebunden. TPO katalysiert auch die Kopplung von Jodtyrosylresten zu Tg-gebundenen Jodthyroninresten. Jodiertes Tg wird bei Bedarf durch Makropinocytose wieder in den Thyrocyten aufgenommen und unter Freisetzung von T4 und T3 in lysosomalen Kompartimenten (Lys) vollständig hydrolysiert. T4 wird z. T. schon intrathyreoidal durch die Aktivität der Typ I 5'-Dejodase (5'DI) zu T3 umgesetzt. Die Hormone werden vom Thyrocyten auf noch ungeklärte Weise sezerniert.

Das für diesen Prozeß nötige Jodid gelangt aus der Zirkulation in den Thyrocyten durch den in der basolateralen Plasmamembran lokalisierten Natrium-Jodid-Symporter (NIS). Dieser nutzt den einwärts gerichteten Na^+-Gradienten, der von der Na^+/K^+-ATPase (ATPase) erzeugt wird. Eine Vielzahl von Faktoren reguliert die Jodidaufnahme in den Thyrocyten, darunter am wichtigsten TSH, das sowohl das Schilddrüsenwachstum wie auch alle Schritte der Hormonsynthese stimuliert. Es entfaltet seine Wirkung durch einen basolateral gelegenen

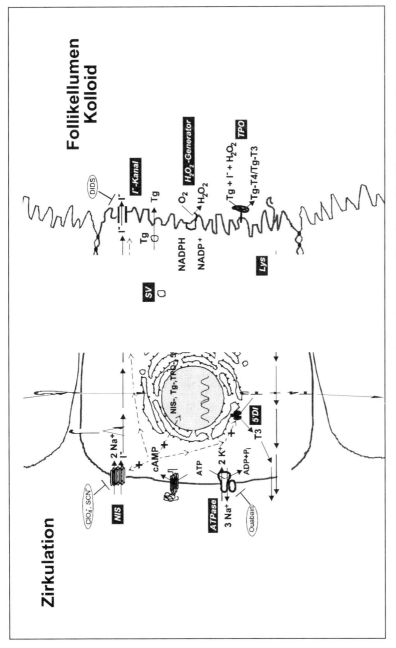

Abb. 1: Rolle des NIS bei der Synthese der Schilddrüsenhormone (Details sind im Text erläutert)

Rezeptor (TSHr) unter Aktivierung der cAMP/PKA-abhängigen „second messenger"-Kaskade. Der Jodidtransport wird u. a. direkt gehemmt durch die kompetitiven Inhibitoren Perchlorat (ClO_4^-) und Thiocyanat (SCN^-) sowie indirekt durch Ouabain, das die Na^+/K^+-ATPase inhibiert und den Na^+-Gradienten zum Zusammenbrechen bringt.

Klonierung und Charakterisierung des NIS

Als Transporterprotein ist der NIS ein integrales Membranprotein, lipophil, schlecht löslich in wässrigen Medien und daher schwer zu reinigen. Aus diesen Gründen ließ seine Klonierung lange auf sich warten; der Durchbruch erfolgte erst als es gelang, den NIS in Oocyten des Krallenfrosches *Xenopus laevis* zu exprimieren [1], die Voraussetzung für eine sog. Expressionsklonierung. Dieses Verfahren ermöglichte die Isolierung der cDNA des Ratten-NIS (rNIS) [2]. Deren Transfektion in NIS-negative Zellinien (COS) führte zur Expression einer Jodidtransportaktivität mit nahezu allen aus dem Thyrocyten bekannten Eigenschaften, der funktionelle Beweis dafür, daß die isolierte cDNA tatsächlich für das Jodidtransporterprotein aus der Schilddrüse kodiert.

Eine auf RT-PCR gestützte Strategie unter Verwendung der Sequenzinformationen zum rNIS bzw. Screening einer Schilddrüsenkarzinom-cDNA-Bank führte kurz darauf auch zur Klonierung einer für den menschlichen NIS (hNIS) codierenden cDNA [3, 4]. Auch das hNIS-Gen wurde in der Zwischenzeit charakterisiert. Es umfaßt 15 Exons, die sich über etwa 20 kb erstrecken und liegt auf Chromosom 19 in der Region p12-13.2. Die zugehörige mRNA ist etwa 3,9 kb lang (verglichen mit 2,9 kb bei der Ratte). Zusätzlich gibt es eine verkürzte Spleißvariante ohne Exon 5, die in verschiedenen Geweben unterschiedlich stark exprimiert wird. Daraus würde durch vorzeitigen Kettenabbruch bei der Proteinsynthese ein verkürztes Protein mit noch unbekannter Funktion entstehen [5].

Aus funktionellen Untersuchungen wußte man bereits, daß auch in anderen Geweben außer der Schilddrüse ein Jodidtransport erfolgt, wenn auch wegen fehlender Organifizierung keine Akkumulation stattfindet. Daher zeigt sich die höchste Expression der NIS-mRNA, nachgewiesen durch Northern Blot oder RT-PCR, wie erwartet in der Schilddrüse, man erhält aber auch schwächere Signale z. B. im Ovar, der Brustdrüse und dem Kolon. Aus der Speicheldrüse, der Brustdrüse und der Magenmukosa, wo auch Jodidtransport erfolgt, sind die hNIS-mRNAs inzwischen ebenfalls kloniert worden, und es zeigt sich kein Unterschied in der Nukleotidsequenz zum hNIS der Schilddrüse [6]. In den beiden Geweben, und vermutlich auch in den anderen, ist also dasselbe Gen aktiv. Keine Expression der NIS-mRNA findet man im Gehirn und im Skelettmuskel, in der Lunge, der Leber, der Niere, der Milz, in peripheren Blutzellen und Leukozyten. Auch in einigen Geweben, die kein Jodid transportieren, wurde eine Expression von NIS-mRNA nachgewiesen; die physiologische Bedeutung dieser Befunde muß jedoch noch gezeigt werden [5, 6].

Das hNIS-Protein umfaßt 643 Aminosäuren (618 beim rNIS) [2, 3]. Die molekulare Masse von etwa 80 kDa beim rNIS liegt höher als aufgrund der Aminosäuresequenz erwartet und geht auf die Glykosylierung des Moleküls zurück [7, 8]. NIS ist homolog zu anderen Na^+-abhängigen Transporterproteinen wie z. B. dem Na^+-Glukose-Symporter [2]. In der Sequenz des rNIS fallen einige funktionell möglicherweise bedeutsame Strukturelemente auf, wie z. B. eine C-terminale Phosphorylierungsstelle, die an der Regulation durch extrazelluläre Signale beteiligt sein könnte, ein „Leucin-Zipper", der eine Oligomerisierung des NIS in der Membran vermitteln könnte, und drei geladene Aminosäuren innerhalb des Transmembrananteils, die für den Transport des Jodids erforderlich sein könnten [2]. Erste aufgrund der Sequenzdaten vorgenommene Strukturvorhersagen gingen von einer Transmembrantopologie mit 12 membranspannenden Helices aus, derzeit wird aber auch eine Struktur mit dreizehn Membrandurchgängen diskutiert. Immuncytochemische Analysen zeigten, daß der C-Terminus intrazellulär liegt. Außerdem bestätigten sie die aus funktionellen Untersuchungen abgeleitete basolaterale Lokalisierung des NIS [7, 8].

Funktion und Regulation des NIS

Der NIS reichert Jodid 20- bis 40-fach gegen einen elektrochemischen Gradienten (-50 mV im Intra- gegenüber dem Extrazellulärraum) im Thyrocyten an. Dieser Vorgang ist abhängig von dem durch die Na^+/K^+-ATPase aufgebauten einwärts gerichteten Na^+-Gradienten und, da die Stöchiometrie des Transports ein Jodidion pro zwei Natriumionen beträgt [9, 10], elektrogen, d. h. man mißt einen positiven Strom einwärts. Die „turnover number" ist dabei mit 36 pro Sekunde vergleichsweise gering [10]. Der K_M-Wert für Jodid wurde mit etwa 35 µM bestimmt, je nachdem in welchem System die Messung erfolgte [2, 9, 10]. Der NIS bevorzugt eindeutig voluminöse Anionen wie SCN^-, $SeCN^-$, TcO_4^-, ClO_3^- und natürlich J^- selbst, wohingegen andere Halogenidionen nur sehr ineffizient transportiert werden.

Eine Reihe von Inhibitoren des NIS sind bekannt, darunter die schon erwähnten voluminösen Anionen wie SCN^-, die kompetitiv den Jodidtransport hemmen. Im Unterschied zu diesen ist Perchlorat zwar auch ein kompetitiver Inhibitor, wird aber nicht transportiert, sondern scheint nur die Funktion des NIS einzufrieren [10, 11]. Cholin hemmt den Natrium-Transport, und Harmalin, ein genereller Inhibitor Na$^+$-abhängiger Symporter, kompetiert mit Na$^+$ um die Bindungsstelle am NIS. Ouabain hemmt den NIS indirekt über die Na$^+$/K$^+$-ATPase. Einige weitere von Pharmaka abgeleitete Inhibitoren sind ebenfalls beschrieben [12].

Der wichtigste Regulator der Jodidaufnahme in der Schilddrüse ist TSH. Es stimuliert sowohl den Transport selbst wie auch die Synthese des NIS-Proteins und der mRNA, und zwar über den cAMP/PKA-Signaltransduktionsweg: Forskolin und Dibutyryl-cAMP können den Effekt von TSH imitieren [7, 8, 13]. Allerdings fällt dabei auf, daß die Kinetik, mit der bei TSH-Stimulation oder -Depletion die Proteinexpression zu- oder abnimmt, nicht mit der Kinetik übereinstimmt, nach welcher sich die NIS-Transportaktivität verändert [8, 13]. Das bedeutet, daß es noch zusätzliche posttranslationelle Regulationsmechanismen geben muß. In Frage kommen dabei die Phosphorylierung entsprechender Positionen im C-Terminus (s. o.) oder die Beteiligung inhibitorischer oder stimulatorischer Coregulator-Proteine [14].

Jodid inhibiert die Schilddrüsenfunktion, ein Befund, der als Wolff-Chaikoff-Effekt bekannt ist und auch den NIS betrifft. Dies konnte man nachvollziehen, indem man Hunde durch Jodmangel und Applikation von Goitrogenen hypothyreot gemacht hat, was zu einer chronisch erhöhten Konzentration u. a. der NIS-mRNA in der Schilddrüse führte. Gabe von 300 µg KJ pro Tier reduzierte die Expression der NIS-mRNA [15]. Die Wirkung des Jodids entfaltet sich einerseits systemisch über einen „feedback" durch die Schilddrüsenhormone auf die Hypothalamus-Hypophysen-Schilddrüsen-Achse, andererseits intrazellulär, wobei wohl jodierte organische Verbindungen, möglicherweise Jodlipide, beteiligt sind.

Der Begriff Nieder-T3-Syndrom bezieht sich auf den Befund, daß bei schweren Allgemeinerkrankungen die Serumkonzentration des Schilddrüsenhormons T3 abnimmt, ohne daß eine Funktionsstörung der Schilddrüse oder der Hypophyse vorliegt. Da Cytokine offenbar ein Rolle bei der Vermittlung dieses Effekts spielen, ist ihr Einfluß auf die Synthese von Schilddrüsenhormonen und damit auch auf den Jodidtransport von Interesse. TNFα hemmt die Expression der NIS-mRNA und TGFβ [16, 17] inhibiert sowohl die Expression der NIS-mRNA wie auch des NIS-Proteins in FRTL-5-Zellen, die in Gegenwart von TSH gehalten wurden. Oncostatin M, ein Wachstumsinhibitor für viele Tumorzellen, der wie IL-6 zur Signaltransduktion an das gp130-Rezeptorprotein bindet, hemmt den Jodidtransport und die NIS-mRNA-Expression in FRTL-5-Zellen [18].

Um die Regulation des NIS auf Genebene zu untersuchen, wurden von einigen Gruppen die Promotoren sowohl des menschlichen wie des Ratten-Gens kloniert und vorläufig charakterisiert. Es wurden Bindungsstellen für Transkriptionsfaktoren identifiziert, die einerseits die gewebespezifische Expression (TTF-1, TTF-2, Pax-8) sicherstellen, andererseits die Stimulation durch TSH vermitteln könnten (cAMP-responsives Element, NTF) [19, 20, 21, 22, 23, 24].

Tab. 1: Eigenschaften des menschlichen Natrium-Jodid-Symporters (NIS)

Substrat	Jodid (K_M ca. 35 µM)
Inhibitoren	Perchlorat, Thiocyanat, Cholin, Ouabain
Genorganisation	> 20 kb, 15 Exons
Genlokalisation	Chromosom 19p12~13.2
mRNA	3,9 kb; alternatives Transkript ohne Exon 5
Protein	643 Aminosäuren, Glykoprotein (~ 80 kDa)
subzelluläre Lokalisation	basolaterale Plasmamembran
gewebespezifische Expression	Schilddrüse >> Speicheldrüse, Brustdrüse, Kolon, Magenmukosa, Thymus, Ovar, etc.
Stimulation der Expression/Funktion	TSH, cAMP, Forskolin, TSAb, (RA)
Hemmung der Expression	Jodid, TGFβ, TNFα, Oncostatin M, (RA)
Genregulation	TTF-1, TTF-2, Pax-8, NTF-1
Schilddrüsenkarzinome	verringerte Expression in follikulären und anaplastischen, variabel in papillären Karzinomen
Adenome	erhöhte Expression in autonomen Adenomen und multinodulären Strumen
Autoimmunerkrankungen	erhöhte Expression bei Basedow-, erniedrigte bei Hashimoto-Thyreoiditis
Kongenitale Hypothyreose	autosomal rezessiv vererbte, die Funktion ausschaltende Mutationen
klinische Anwendung	*in-vitro*-Diagnostik, Szintigraphie, Radiojodidtherapie, Entwicklung von Impfstoffen und Pharmaka, Gentherapie

Die Rolle von hNIS bei Schilddrüsenerkrankungen

Erste Arbeiten zeigen, daß der Jodidtransporter offenbar, neben den anderen Schilddrüsenproteinen, das Ziel von Autoimmunreaktionen sein kann. So wurden bei 22 von 26 Basedow- sowie bei 4 von 34 Hashimoto-Patienten Antikörper gefunden, die hNIS im Western Blot erkennen [24, 25]. Solche Antikörper hemmen z. T. auch den Jodidtransport [24, 25, 26]. Wegen der chronischen Stimulation der Schilddrüsenfunktion über den TSH-Rezeptor/cAMP-PKA-Signaltransduktionsweg kommt es beim Morbus Basedow mitunter auch zu einer gesteigerten Expression des hNIS auf mRNA- wie Proteinebene [4]. Eine erhöhte hNIS-mRNA-Konzentration wurde auch in autonomen Knotenstrumen und in toxischen multinodulären Strumen gefunden.

Eine kongenitale Hypothyreose kann, neben einer Vielzahl anderer Ursachen, auch auf einen Defekt des Jodidtransports zurückgehen. Vier solcher Fälle sind seit der Klonierung des hNIS bisher auf Genebene analysiert worden [27, 28, 28, 30]. Alle zeigen homozygote oder compound-heterozygote Mutationen im hNIS, die zu einem nichtfunktionellen Symporter führen. Mit der geringen Anzahl an Beispielen ist es sicher noch zu früh, Rückschlüsse auf eventuelle „hot spots" für Mutationen zu ziehen; immerhin aber ist Exon 6 bei zweien der vier mutierten Transporter betroffen. Heterozygote Verwandte der Patienten zeigen keine Symptome, d. h. einerseits, daß die Krankheit autosomal rezessiv vererbt wird, andererseits, daß durch den mutierten hNIS keine dominant negativen Effekte ausgeübt werden.

Schilddrüsenkarzinome, insbesondere solche mit fortgeschrittener De-Differenzierung, zeigen ebenfalls einen Verlust des Jodidtransports, und verschiedene Gruppen haben inzwischen berichtet, daß die Expression des hNIS unter diesen Umständen gestört ist [3, 5, 31]. Reduzierte oder gar nicht nachweisbare Konzentrationen von hNIS-mRNA wurden für follikuläre, papilläre, onkozytäre und anaplastische Karzinome beschrieben, während in manchen papillären Schilddrüsenkarzinomen die Expression von hNIS-Protein und -mRNA auch erhöht sein kann, ohne daß eine erhöhte Jodidaufnahme beobachtet wird [32].

Regulation des NIS durch Retinsäure

Der oben erwähnte Rückgang der hNIS-Expression mit fortschreitender Entdifferenzierung führt letztlich dazu, daß Schilddrüsenkarzinome, wenn sie kein Jodid mehr akkumulieren, für eine Radiojodidtherapie nicht mehr zugänglich sind. Die anderen etablierten Behandlungsmethoden kommen dann meist ebenfalls nicht mehr in Frage: eine TSH-Suppression durch T4-Gabe hat keinen Erfolg, weil die Tumoren oft keinen TSH-Rezeptor mehr exprimieren und damit bezüglich ihres Wachstums auf TSH ohnehin nicht mehr angewiesen sind, und bei ausgedehnter Metastasierung ist auch eine Operation nicht mehr angezeigt.

Es stellt sich daher die Frage, ob Patienten in solchen Fällen von einer Re-Differenzierungstherapie mittels Retinsäure (RA) profitieren. RA ist ein gut charakterisierter Regulator von Wachstum, Morphogenese und Differenzierung und wurde verschiedentlich schon zur Therapie und Chemoprävention von Krebserkrankungen eingesetzt. Im Fall der Schilddrüse wäre von Interesse, die Tumoren nicht unbedingt völlig zu heilen, aber sie so weit zu re-differenzieren, daß sie mit etablierten Verfahren wieder behandelbar sind. Insbesondere wäre wünschenswert, den Jodidtransport zu re-induzieren mit dem Ziel, eine Radiojodidtherapie durchzuführen.

Vor diesem Hintergrund wurden RA-Effekte auf den hNIS in Schilddrüsenkarzinom-Zellinien untersucht [31]. Dabei handelte es sich um die beiden follikulären Zellinien FTC-133 und FTC-238, die beiden anaplastischen Linien HTh74 und C643. Zu Vergleichszwecken wurde die Rattenzellinie FRTL-5, das Modell eines normalen gesunden, nicht-transformierten Thyrocyten, herangezogen.

Es ergab sich, daß man wohl mit einer unterschiedlichen RA-Regulation des hNIS in gesundem verglichen mit Karzinomgewebe rechnen muß. FRTL-5-Zellen zeigen, mit radioaktivem Jodid-125 im Zellüberstand inkubiert, deutliche Akkumulation, welche durch Perchlorat inhibierbar, also spezifisch ist. Bei Vorbehandlung der Zellen mit RA stellt sich ein deutlicher Rückgang der Jodidaufnahme ein, und zwar nach 5 Tagen Präinkubation mit RA auf 38 % des mit den unbehandelten Kontrollzellen erhaltenen Werts.

Außerdem nimmt die Expression des Symporters ab. Nach 7 Tagen RA-Behandlung läßt sich in einem Western Blot mit Extrakten aus FRTL-5-Zellen kein rNIS mehr nachweisen. Das gleiche beobachtet man bei TSH-Depletion der Zellen, und beide Manipulationen inhibieren mit ähnlicher Effizienz die Expression des rNIS-Proteins. Dieser Rückgang wird zumindest teilweise auf transkriptioneller Ebene reguliert, wie „Northern Blot"-Analysen belegen. Schon nach einem Tag TSH-Entzug oder RA-Behandlung ist die Expression der NIS-mRNA deutlich verringert. Wenn in TSH-depletierten Zellen mit TSH oder Forskolin die Re-Expression des rNIS stimuliert wird, dann ist RA in der Lage, diese Stimulation abzuschwächen.

Im gesunden Kontext beobachtet man also eine Inhibition des Iodidtransports durch RA, und zwar nicht nur in FRTL-5-Zellen, sondern auch in Primärkulturen von gesunden Thyrocyten des Menschen oder des Schweins.

Die Regulation des hNIS in den Schilddrüsenkarzinom-Zellinien FTC-133, FTC-238, HTh74 und C643 wurde durch RT-PCR untersucht. Dabei ist in den beiden follikulären Karzinomzellinien unter Basalbedingungen kein NIS-spezifisches Produkt nachzuweisen, wohl aber nach RA-Stimulation. Die beiden anaplastischen Linien zeigen eine erstaunlich deutliche basale Expression der NIS mRNA, die durch RA nicht beeinflußt wird. Die Expression der NIS mRNA läßt sich also in follikulären Schilddrüsenkarzinom-Zellinien durch RA steigern. Im Zusammenhang mit weiteren Befunden zur Stimulation auch anderer Differenzierungsmarker in der Schilddrüsenkarzinom-Zellinien nach RA-Behandlung spricht dies durchaus für das Konzept einer RA-Re-Differenzierungstherapie von Schilddrüsenkarzinomen. Allerdings konnte bisher eine Steigerung der Jodidaufnahme nicht gezeigt werden. Auch über die Expression des NIS-Proteins in den vier erwähnten Schilddrüsenkarzinom-Zellinien gibt es derzeit noch keine Informationen, da ein verläßlicher Antikörper gegen den hNIS nicht zur Verfügung steht und die Antiseren gegen den rNIS in den humanen Zellinien keine Reaktion ergaben.

Um zu klären, ob diese *in vitro*-Befunde auch Bedeutung für die *in vivo*-Situation haben, wird derzeit in Zusammenarbeit mit Dietmar Simon und Peter Goretzki in Düsseldorf sowie mit Christoph Reiners und Johann Rendl von der Würzburger Nuklearmedizin eine klinische Studie durchgeführt. Bisher wurden 20 Patienten mit differenziertem Schilddrüsenkarzinom, welche mit konventionellen Methoden austherapiert waren, mit RA behandelt. Neben anderen Effekten zeigte sich bei 8 von 19 Patienten eine erhöhte Aufnahme von Radiojodid in Tumoren und Metastasen [33].

Aus diesen Daten schließen wir zusammenfassend, daß in einem normalen, gesunden Kontext RA die Expression und Funktion des Jodidtransporters inhibiert. Dagegen wird in Schilddrüsenkarzinom-Zellinien die NIS-mRNA-Expression und bei Schilddrüsenkarzinom-Patienten die Jodidaufnahme stimuliert. Dieser zweifache Effekt der Retinsäure könnte dazu dienen, nach einer Re-Differenzierungstherapie Radiojodid noch effizienter an den Wirkungsort zu bringen, indem nämlich die Jodidaufnahme in gesundes Gewebe reduziert wird und um so mehr für den Tumor zur Verfügung steht.

Ausblick

Die Klonierung des Gens für den NIS hat also die biochemische, biophysikalische und funktionelle Charakterisierung des Jodidtransports in der Schilddrüse sowie auch in anderen Geweben entscheidend vorangebracht, aber auch schon ersten Zugang zu Informationen über die Rolle des NIS bei Erkrankungen der Schilddrüse eröffnet. Darüber hinaus zeichnen sich jedoch noch weitergehende diagnostische und therapeutische Möglichkeiten ab [34, 35]:
- stabil mit NIS transfizierte Zellinien als Assay-Systeme für die Entwicklung neuer aktivierender oder inhibierender Liganden und Pharmazeutika
- NIS-Antikörper in der Diagnostik
- NIS-Peptide zur Neutralisation von Anti-NIS-Autoantikörpern und als Vakzine
- genetisches Screening nach Mutationen im NIS bei Kongenitaler Hypothyreose
- Modulation der NIS-Aktivität mit rekombinantem menschlichem TSH oder anderen Substanzen wie RA zur Optimierung der Szintigraphie und der Radiojodidtherapie

- Gentherapie mit dem NIS in der Schilddrüse bei Kongenitaler Hypothyreose, bei Schilddrüsentumoren oder auch bei Karzinomen in anderen Organen, um sie einer Radiojodidtherapie zugänglich zu machen.

Auf all diesen Gebieten sind sicherlich noch einige Probleme zu lösen. So ist ein Hindernis für eine effiziente Gentherapie mit dem NIS bei Krebserkrankungen die Reduktion differenzierter Funktionen in Tumorzellen, die die Expression des Jodidtransportern beeinträchtigen könnte, so daß letztlich keine therapeutisch effiziente Menge an Radiojodid in den Tumor aufgenommen wird. Diese Überlegung trifft auch zu für den Fall einer Gentherapie in anderen Geweben als die Schilddrüse, wo die fehlende Organifizierung die Akkumulation einer therapeutisch wirksamen Dosis Radiojodid verhindern könnte.

In jedem Fall hat man mit dem Jodidtransporter ein neues, experimentelles Modell in der Hand, an dem Funktion und Regulation der Anreicherung eines Spurenelements aus der Nahrungskette beispielhaft studiert werden können. Die dabei gewonnenen Erkenntnisse werden nicht nur von biochemischer und biophysikalischer Bedeutung sein, sondern auch Auswirkungen für die Pharmakologie, Toxikologie und Medizin haben und letztlich Patienten mit Schilddrüsenerkrankungen zugute kommen.

Danksagungen

Diese Arbeit wurde gefördert durch die Deutsche Forschungsgemeinschaft (Projekt Wi 231/9-2) und die Wilhelm-Sander-Stiftung.

Literatur

1. Vilijn, F, N Carrasco. Expression of the thyroid sodium/iodide symporter in *Xenopus laevis* oocytes. J Biol Chem 1989; 264: 11901-11903.

2. Dai, G, O Levy, N Carrasco. Cloning and characterization of the thyroid iodide transporter. Nature 1996; 379: 458-460.

3. Smanik, PA, Q Liu, TL Furminger, K Ryu, S Xing, EL Mazzaferri, SM Jhiang. Cloning of the human sodium iodide symporter. Biochem Biophys Res Commun 1996; 226: 339-345.

4. Saito, T, T Endo, A Kawaguchi, M Ikeda, M Nakazato, T Kogai, T Onaya. Increased expression of the Na^+/I^- symporter in cultured human thyroid cells exposed to thyrotropin and in Graves' thyroid tissue. J Clin Endocrinol Metab 1997; 82: 3331-3336.

5. Smanik, P, K-Y Ryu, K Theil, E Mazzaferri, S Jhiang. Expression, exon-intron organization, and chromosome mapping of the human sodium iodide symporter. Endocrinology 1997; 138: 3555-3558.

6. Spitzweg, C, W Joba, W Eisenmenger, AE Heufelder. Analysis of human iodide symporter gene expression in extrathyroidal tissues and cloning of its complementary deoxyribonucleic acids from salivary gland, mammary gland, and gastric mucosa. J Clin Endocrinol Metab 1998; 83: 1746-1751

7. Levy, O, G Dai, C Riedel, C Ginter, E Paul, A Lebowitz, N Carrasco. Characterization of the thyroid Na^+/I^- symporter with an anti-COOH terminus antibody. Proc Natl Acad Sci USA 94: 1997; 5568-5573.

8. Paire, A, F Bernier-Valentin, S Selmi-Ruby, B Rousset. Characterization of the rat thyroid iodide transporter using anti-peptide antibodies. J Biol Chem 1997; 272: 18245-18249.

9. Kosugi, S, N Sasaki, N Hai, H Sugawa, N Aoki, C Shigemasa, T Mori, A Yoshida. Establishment and characterization of a chinese hamster ovary cell line, CHO-4J, stably expressing a number of Na^+/I^- symporters. Biochem Biophys Res Commun 1996; 227: 94-101.

10. Eskandari S, Loo DDF, Dai G, Levy O, Wright EM, Carrasco N: Thyroid Na^+/I^- symporter. J. Biol. Chem. 1997; 24: 27230-27238.

11. Yoshida, A, N Sasaki, A Mori, S Taniguchi, Y Mitani, Ueta, K Hattori, R Sato, I Hisatome, T Mori, C Shigemasa, S Kosugi: Different electrophysiological character of I^-, ClO_4^-, and SCN^- in the transport by Na^+/I^- symporter. Biochem Biophys Res Commun 1997; 231: 731-734.

12. Vroye L, R Beauwens, J Van Sande, D Daloze, JC Braekman, PE Golstein. The Na^+-I^- cotransporter of the thyroid: characterisation of new inhibitors. Pflügers Arch 1998; 435: 259-66

13. Kogai, T, T Endo, T Saito, A Miyazaki, A Kawaguchi, T Onaya. Regulation by thyroid-stimulating hormone of sodium/iodide symporter gene expression and protein levels in FRTL-5 cells. Endocrinology 1997; 138: 2227-2232.

14. Kaminsky, SM, O Levy, C Salvador, G Dai, N Carrasco. Na^+-I^- symport activity is present in membrane vesicles from thyrotropin-deprived non-I^--transporting cultured thyroid cells. Proc Natl Acad Sci USA 1994; 91: 3789-3793.

15. Uyttersprot, N, N Pelgrims, N Carrasco, C Gervy, C Maenhaut, JE Dumont, F Miot. Moderate doses of iodide in vivo inhibit cell proliferation and the expression of thyroperoxidase and Na^+/I^- symporter mRNAs in dog thyroid. Mol Cell Endocrinol 1997; 131: 195-203.

16. Pekary, AE, JM Hershman. Tumor necrosis factor, ceramide, transforming growth factor-β_1, and aging reduce Na^+/I^- symporter messenger ribonucleic acid levels in FRTL-5 cells. Endocrinology 1998; 139: 703-712.

17. Kawaguchi, A, M Ikeda, T Endo, T Kogai, A Miyazaki, T Onaya. Transforming growth factor-β_1 suppresses thyrotropin-induced Na^+/I^- symporter messenger RNA and protein levels in FRTL-5 rat thyroid cells. Thyroid 1997; 7: 789-794.

18. Isozaki, O, T Tsushima, Y Nozoe, M Miyakawa, H Demura. Oncostatin M inhibits Na^+/I^- symporter gene expression as well as iodide uptake. Thyroid 1997; 7: 508. Abstract.

19. Tong, Q, K-Y Ryu, SM Jhiang. Promoter characterization of the rat Na^+/I^- symporter gene. Biochemical & Biophysical Research Communications 1997; 239: 34-41.

20. Endo, T, M Kaneshige, M Nakazato, M Ohmori, N Harii, T Onaya. Thyroid transcription factor-1 activates the promoter activity of rat thyroid Na+/I-symporter gene. Mol Endocrinol 1997; 11: 1747-1755.

21. Venkataraman, GM, M Yatin, KB Ain. Cloning of the human sodium-iodide symporter promoter and characterization in a differentiated human thyroid cell line, KAT-50. Thyroid 1998; 8: 63-69.

22. Behr, M, TL Schmitt, CR Espinoza, Loos U. Cloning of a functional promoter of the human sodium/iodide-symporter gene. Biochem J 1998; 331: 359-363.

23. Ohno, M, M Zannini, G Dai, O Levy, N Carrasco, R Di Lauro. Transcriptional regulation of the rat sodium/iodide symporter gene. Thyroid 1997; 7: S-113. Suppl. 1. Abstract.

24. Ohmori M, Endo T, Harii N, Onaya T. A novel thyroid transcription factor is essential for thyrotropin-induced up-regulation of Na+/I- symporter gene expression. Mol Endocrinol 1998; 12: 727-736

25. Endo T, M Kaneshige, M Nakazato, T Kogai, T Saito, T Onaya. Autoantibody against thyroid iodide transporter in the sera from patients with Hashimoto's thyroiditis possesses iodide transport inhibitory activity. Biochem Biophys Res Commun 1996; 228: 199-202.

26. Endo T, T Kogai, M Nakazato, T Saito, M Kaneshige, T Onaya. Autoantibody against Na$^+$/I$^-$ symporter in the sera of patients with autoimmune thyroid disease. Biochem Biophys Res Commun 1996; 224: 92-95.

27. Ajjan, RA, C Findlay, RA Metcalfe, PF Watson, M Crisp, M Ludgate, AP Weetman. The modulation of the human sodium iodide symporter activiity by Graves'disease sera. J. Clin. Endocrinol. Metab. 1998; 83, 1217-1221.

28. Fujiwara, H, K Tatsumi, K Miki, T Harada, K Miayi, S-I Takai, N Amino. Congenital hypothyroidism caused by a mutation in the Na$^+$/I$^-$ symporter. Nat Genet 1997; 16: 124-125.

29. Pohlenz, J, G Medeiros-Neto, JL Gross, SP Silveiro, M Knobel, S Refetoff. Hypothyroidism in a Brazilian kindred due to iodide trapping defect caused by a homozygous mutation in the sodium/iodide symporter gene. Biochem Biophys Res Commun 1997; 240: 488-491.

30. Matsuda A, Kosugi S A homozygous missense mutation of the sodium/iodide symporter gene causing iodide transport defect. J. Clin. Endocrinol. Metab. 1997; 82: 3966-3971.

31. Pohlenz, J, IM Rosenthal, RE Weiss, SM Jhiang, C Burant, S Refetoff. Congenital hypothyroidism due to mutations in the sodium/iodide symporter. Identification of a nonsense mutation producing a downstream cryptic 3' splice site. J Clin Invest 1998; 101: 1028-1035.

32. Schmutzler, C, R Winzer, J Meissner-Weigl, J Köhrle: Retinoic acid increases sodium/iodide symporter mRNA levels in human thyroid cancer cell lines and suppresses expression of functional symporter in non-transformed FRTL-5 rat thyroid cells. Biochem Biophys Res Commun 1997; 240: 832-838.

33. Saito, T, T Endo, A Kawaguchi, M Ikeda, R Katoh, A Kawaoi, A Muramatsu, T Onaya. Increased expression of the sodium/iodide symporter in papillary thyroid carcinomas. J Clin Invest 1998; 101:1296-1300.

34. Simon, D, J Koehrle, C Reiners, AR Boerner, C Schmutzler, K Mainz, PE Goretzki, HD Roeher. Redifferentiation therapy with retinoids: therapeutic option for advanced follicular and papillary thyroid carcinoma. World J Surg 1998; 22: 569-574.

35. Schmutzler C, J Köhrle. Implications of the molecular characterisation of the sodium iodide symporter. Exp Clin Endocrinol Diab (in press).

36. Köhrle J, C Schmutzler. Wie kommt Jod in die Schilddrüse? Neues zum Natrium-Jodid-Symporter (NIS). Internist 1998; 39: 560-56.

Anschrift der Autoren:

Cornelia Schmutzler, J. Köhrle
Abteilung Molekulare Innere Medizin
Medizinische Poliklinik der Universität Würzburg
Röntgenring 11
D-97070 Würzburg

Arsen, seine Resorption und seine Wirkungen

Göran Hunder und Klaus Schümann, München

Einleitung

Arsen ist ein ubiquitäres Spurenelement, dessen Gehalt an der äußeren Erdkruste mit 1,5-5,5 mg/kg angegeben wird. Es ist Bestandteil zahlreicher Mineralien und aufgrund der natürlichen (z.b. Vulkanausbrüche) und der anthropogenen Emission (Kohlefeuerung, Metallverhüttung, arsenhaltige Pestizide) praktisch überall in der belebten und unbelebten Umwelt nachweisbar.

Arsen ist ein Element der 5. Hauptgruppe des Periodensystems und besitzt einen ausgeprägten Halbmetallcharakter. In seinen Verbindungen ist Arsen meist drei- oder fünfwertig mit Oxidationsstufen zwischen -3 und +3 und +5. Die Toxizität von Arsen variiert sehr stark in Abhängigkeit vom Verbindungstyp und der Oxidationsstufe.

Arsenverbindungen

Arsenmineralien und ihre durch Arsentrioxid bedingte Toxizität sind bereits seit der Antike bekannt (Lewin 1920). Insbesondere Arsentrioxid (Arsenik) erlangte im Lauf der Geschichte traurige Berühmtheit als das "klassische" Mord- und Selbstmordgift (Lewin 1920, Straub 1935). Bedingt durch seine Farb-, Geschmack- und Geruchlosigkeit ließ sich Arsenik relativ einfach über Speisen und Getränke einem Opfer beibringen und die z.T. erst nach Stunden auftretenden Vergiftungserscheinungen konnten nur schwer von infektionsbedingten Magen-Darmerkrankungen abgrenzt werden. Erst im 19. Jahrhundert gelang unter Verwendung der Marsh-Apparatur (Marsh 1836) der forensisch verwertbare Nachweis von Arsen.

Eine kleine Auswahl toxikologisch und industriell bedeutsamer anorganischer Arsenverbindungen ist in Tabelle 1 aufgelistet.

Tab. 1: Anorganische Arsenverbindungen

Formel	Bezeichnung	Toxizität, Verwendung
As	Arsen; Metall (Scherbenkobalt, Fliegenstein)	reine Substanz ungiftig, geht leicht in As_2O_3 über Legierungsbestandteil, Halbleiterindustrie
As_2S_2	Arsendisulfid; Mineral (Realgar, Sandarak, Rauschrot)	ungiftig, meist mit As_2O_3 und As_2O_5 verunreinigt Gerberei, Pyrotechnik
As_2S_3	Arsentrisulfid, Mineral (Auripigment, Orpiment)	ungiftig, meist mit As_2O_3 und As_2O_5 verunreinigt Gerberei, Glasindustruie, Photohalbleiter
FeAsS	Arsenopyrit; Mineral (Arsenkies, Giftkies, Mißpickel)	ungiftig, meist mit As_2O_3 und As_2O_5 verunreinigt wichtigstes Arsenmineral
$AsCl_3$	Arsentrichlorid, (Arsenbutter)	sehr giftig, zerfällt in As_2O_3 und HCl, Reizstoff zur Herstellung von Arsenpräparaten, Pestiziden, Kampfstoffen; keram. Industrie, Elektronik-Industrie,
As_2O_3	Arsentrioxid, Arsenik (Arsenblüte, Weißmehl)	sehr giftig, Mord- und Selbstmordgift, Pestizide, Glasindustrie, Gerberei, früher als Roborans, Ausgangsstoff für Mineralfarben
	Salze der arsenigen Säure Na-, K-, Ca-, Cu-Arsenit	sehr giftig, Pestizide, obsolet Fowlersche Lösung: 1% Kaliumarsenit Mineralfarben: (Pariser, Scheeles, Schweinfurter Grün)
As_2O_5	Arsenpentoxid	giftig, oft mit As_2O_3 verunreinigt, im Organismus zu As_2O_3 reduziert; Glasindustrie, Pestizide
	Salze der Arsensäure Na-, K-, Ca-, Pb-Arsenat	giftig, Pestizide, Pigmente
AsH_3	Arsenwasserstoff, Arsin	sehr giftig, knoblauchartig riechendes Gas Kampfstoff, Dotierung von Siliziumhalbleitern

Anfang dieses Jahrhunderts wurde Arsphenamin (Salvarsan), eine dreiwertige organische Arsenosobenzolverbindung (Tab. 2) von Paul Ehrlich in die Therapie eingeführt. Dies war die Geburtsstunde der moderene Chemotherapie. Da Arsenosobenzolverbindungen (Arsphenamin, Neoarsphenamin) nicht nur toxisch für Bakterien sondern auch für den Wirt sind, wurden sie durch besser verträgliche und ebenso wirksame Antibiotika bzw. neuere Chemotherapeutika ersetzt. Melarsoprol (Tab. 2) ist die einzige Organoarsenverbindung, die derzeit unter strenger klinischer Indikation beim Menschen noch therapeutisch genutzt wird. Aufgrund seiner guten Liquorgängigkeit ist Melarsoprol im ZNS-Stadium einer Afrikanischen Trypanosomiasis (Schlafkrankheit) das Mittel der Wahl (Tracy und Webster 1996). Auch im veterinärmedizinischen Bereich werden arsenhaltige Arzneimittel und Futtermittelzusatzstoffe nur noch beschränkt (Zrenner und Paintner 1995) zu therapeutischen und prophylaktischen Maßnahmen genutzt. Die organischen Arsenverbindungen Monomethylarsonsäure (MMAA) und Dimethylarsinsäure (DMAA) (Tab. 2) entstehen bei der Verstoffwechselung anorganischer Arsenverbindungen im Säugerorganismus und werden über den Urin ausgeschieden. Der land- und forstwirtschaftliche Einsatz synthetisch hergesteller MMAA und DMAA als Pestizide ist in Westeuropa durch gesetzliche Vorschriften verboten, in Asien und Südamerika aber noch weit verbreitet. Arsenobetain und Arsenocholin (Tab.2) sind quartenäre Arsenverbindungen und stellen mengenmäßig den Hauptanteil des Arsengehaltes von Meerestieren dar. Sie gelten als toxikologisch weniger bedenklich.

Tab. 2: Organische Arsenverbindungen

Formel	Bezeichnung	Bedeutung
$As = As$ (Arsphenamin-Struktur mit $HCl\ H_2N$, OH, OH, $NH_2\ HCl$)	3,3'-Diamino-4,4'-dihydroxyarsenobenzol (Arsphenamin, Salvarsan)	früher u.a. zur Syphilisbehandlung
Melarsoprol-Struktur (H_2N, N, N, H_2N Triazinring – $N(H)$ – Phenyl – As mit $S-CH_2$, $S-CH$, CH_2OH)	Melarsoprol (Mel B, Arsobal)	Behandlung der Trypanosomiasis gambiense und rhodesiense
$HO-\overset{CH_3}{\underset{OH}{As}}=O$	Monomethylarsonsäure (MMAA)	Metabolit anorg. As-Verbindungen als Salze: Fungizid, Herbizid, Arborizid
$HO-\overset{CH_3}{\underset{CH_3}{As}}=O$	Dimethylarsinsäure (Kakodylsäure, DMAA)	Metabolit anorg. As-Verbindungen als Salze: Fungizid, Herbizid, Arborizid
$H_3C-\overset{CH_3}{\underset{CH_3}{\overset{\oplus}{As}}}-CH_2\overset{OH}{C}=O$	Arsenobetain	"Fischarsen"
$H_3C-\overset{CH_3}{\underset{CH_3}{\overset{\oplus}{As}}}-CH_2CH_2OH$	Arsenocholin	"Fischarsen"

Arsengehalte in Nahrungsmitteln

Der durchschnittliche Arsengehalt pflanzlicher Nahrungsmittel liegt meist deutlich unter 0,1 mg/kg Feuchtgewicht. Ohne besondere Belastungssituation wurden für Getreide 0,05, Kartoffeln 0,07, Gemüse 0,03 Früchte 0,02-0,04 mg As/kg Feuchtgewicht ermittelt. Bei Teeblättern, Kakao und Kaffee liegt der Arsengehalt bei 0,1 mg/kg (Weigert et al. 1984, Weigert 1991).

In Lebensmitteln tierischer Herkunft (Fleisch Eier, Milch, Milchprodukte) liegen die Arsengehalte ebenfalls unter 0,1 mg/kg Feuchtgewicht (Weigert et al. 1984, Eis 1987), in Innereien gelegentlich darüber. Angaben über die Oxidationsstufe und den Verbindungstyp von Arsen in pflanzlichen und tierischen Lebensmitteln liegen meist nicht vor, der Arsengehalt wird deshalb immer als Gesamtarsen angegeben.

Deutlich höhere Arsengehalte wurden dagegen in Meerestieren gemessen. Seefische, Austern und Muscheln enthalten bis zu 10, in Extremfällen sogar über 100 mg As/kg Feuchtgewicht. Allerdings handelt es sich hier überwiegend um - aus toxikologischer Sicht weniger bedenkliche - organischen Arsenverbindungen wie Arsenobetain und Arsenocholin (Burow und Stoeppler 1987).

In Westeuropa liegt der Arsengehalt im Trinkwasser normalerweise unter dem z.b. in Deutschland lt. Trinkwasserverordnung von 1996 zulässigen Höchstgehalt von 0,01 mg As/l. In Abhängigkeit der geologischen und geochemischen Besonderheiten sowie industrieller und landwirtschaftlicher Arsenemissionen kann jedoch der Arsengehalt im Trink- und Brunnenwasser stark erhöht sein (Tab. 3). Als Reichensteiner Krankheit wurde bereits um die Jahrhundertwende das gehäufte Auftreten von Hauttumoren im Zusammenhang mit arsenkontaminiertem Trinkwasser beschrieben (Geyer 1898). Schwere trinkwasserbedingte chronische Arsenvergiftungen mit z.T. letalem Ausgang ereigneten sich u.a. in Südamerika. Als typische Vergiftungssymptome wurden gastrointestinale, bronchopulmonale und neurologische Störungen sowie schwere Dermatosen beobachtet. Chronische Arsenvergiftungen endemischen Ausmaßes werden derzeit im asiatischen Raum beschrieben. Allein auf Taiwan sind ca. 20000 Menschen von den Folgen einer chronischen Arsenvergiftung betroffen, charakterisiert durch Dermatosen, Extremitätennekrosen (blackfoot disease) und Malignome (Tseng 1977). In der Inneren Mongolei sind nach Schätzungen rund eine halbe Million Menschen gegenüber arsenkonaminiertem Trinkwasser exponiert. Auch hier werden in Abhängigkeit der Höhe und Expositionsdauer vermehrt Hyperkeratosen, Hyperpigmentierungen, Hautumoren und Extremitätengangräne diagnostiziert (Luo et al. 1997). Der größte bekannte Fall einer chronischen Arsenvergiftung über das Brunnenwasser ereignet sich derzeit im Ganges-Delta (Chatterjee et al. 1995, Das et al. 1995). Nahezu eine Million Menschen sind exponiert und rund 200000 leiden an arsenbedingten Dermatosen, vor allem Hyperpigmentierungen und Hyperkeratosen, sowie bronchopulmonalen, neurologischen und gastrointestinalen Beschwerden.

Tab. 3: Trink- bzw. Brunnenwasser mit stark erhöhten Arsenkonzentrationen (mg/l)

Reichenstein, Schlesien	- 25,0	(Geyer 1898)
Minnesota, USA	- 21,0	(Feinglass 1973)
Alaska, USA	- 10,0	(Harrington et al. 1978)
Thailand	- 5,0	(Fordyce et al. 1995)
Alaska, USA	- 4,8	(Kreiss et al. 1983)
Süd-Ost Argentinien	- 3,8	(Nicolli et al. 1989)
West-Bengalen, Indien	- 3,7	(Chatterjee et al. 1995)
Oregon, USA	- 2,1	(Whanger et al. 1977)
Innerer Mongolei	- 1,9	(Luo et al. 1997)
Teinan, Taiwan	- 1,8	(Tseng 1977)
West-Bengalen, Indien	- 1,0	(Das et al. 1995)
Antofagasta, Chile	- 0,9	(Zaldivar 1974)
Antofagasta, Chile	- 0,8	(Borgono et al. 1977)
Nord-Mexiko	- 0,6	(Del Razo et al. 1990)
Nord-Mexiko	- 0,4	(Cebrian et al. 1983)
Kalifornien, USA	- 0,4	(Valentine et al. 1979)
Ungarn	- 0,3	(Börzsönyi et al. 1992)

Arsenresorption

Kutane Arsenresorption

Im Tierversuch konnte gezeigt werden, daß Arsen über die Haut resorbiert wird (Dutkiewicz 1977). Systematische Untersuchungen am Menschen zur dermalen Resorption von Arsen sind in der Literatur nicht beschrieben. Das Auftreten systemischer Vergiftungserscheinungen nach therapeutischer Anwendung von arsenhaltigen Salben ist jedoch ein deutlicher Hinweis, das Arsen über die Haut relativ gut resorbiert werden kann (Robinson 1975). Auch bei Unfällen, bei denen Arbeiter mit arseniger Säure oder Arsentrichlorid über die Haut kontaminiert wurden, traten schwere systemische Vergiftungssymptome auf (Garb und Hine 1977). Ein weiterer Indiz für die Arsenresorption über die Haut sind die Schilderungen schwerster systemischer Vergiftungssymptome nach dem Einsatz von organischen Arsenverbindungen als Hautkampfstoffe während des ersten Weltkrieges.

Pulmonale Arsenresorption

Die pulmonale Resorption von Arsen hängt ganz entscheidend vom Verbindungstyp und dessen physiko-chemischen Eigenschaften ab. Arsenwasserstoff ist, neben den hier nicht weiter erörterten arsenhaltigen Lungenkampfstoffen, die einzige gasförmige Arsenverbindung. Nach inhalativer Aufnahme wird Arsenwasserstoff als weniger gut lösliches Gas überwiegend im unteren Bereich des Tracheobronchialbaumes und in den Alveolen resorbiert. Die Resorptionsquote für Arsin beträgt im Tierversuch ca. 60 % (Levvy 1948).

Atmosphärisches Arsen liegt zum größten Teil als partikelgebundene anorganische As(III)- und As(V)-Verbindungen vor (Braman 1983). Größere Partikel gelangen per inhalationem üblicherweise nur in den oberen und mittleren Respirationstrakt und setzten sich dort ab. Über den mukoziliaren Transport werden diese Partikel wieder in den Mund- und Rachenraum befördert und über Sputum ausgeschieden oder abgeschluckt und intestinal resorbiert. Arsenpartikel die kleiner als 2 µm sind gelangen bis in die terminalen Atemwege und werden je nach Löslichkeit resorbiert oder deponiert bzw. retiniert.

Wasserlösliche Arsenverbindungen wie Na-Arsenat und Dimethylarsinsäure werden nach intratrachealer Instillation im Tierversuch rasch und nahezu vollständig pulmonal resorbiert (Dutkiewicz 1977, Stevens et al. 1977). Schwerlösliche Verbindungen wie z.B. Ca-Arsenat werden beim Hamster zum überwiegenden Teil in der Lunge deponiert und nur sehr langsam resorbiert (Pershagen et al. 1982).

Daten über die quantitative pulmonale Arsenresorption des Menschen sind sehr spärlich. Nach Brune et al. 1980 muß auch beim Menschen mit einer langjährigen pulmonalen Retention schwerlöslicher Arsenverbindungen gerechnet werden. In einer Studie an acht Lungenkrebspatienten im Finalstadium betrug die Resorptionsquote inhalativ aufgenommenen Na-Arsenits ca. 30 % (Holland et al. 1959). Weitere Untersuchungen an beruflich exponierter Personen weisen auf eine erhebliche pulmonalen Resorption von Gesamtarsen hin, allerdings ohne nähere Quantifizierung (Pinto et al. 1976).

Intestinale Arsenresorption

Die wesentliche Eintrittspforte für Arsen in den Organismus ist der Intestinaltrakt. Über den Resorptionsmechanismus von Arsen ist relativ wenig bekannt. Vermutlich wird Arsen zum überwiegenden Teil über transzelluläre Diffusion intestinal aufgenommen, begünstigt durch den Konzentrationsgradienten zwischen Darmlumen und Mukosazellen bzw. der vaskulären Seite. Sowohl die Zusammensetzung des Speisebreis als auch die Löslichkeit der Arsenverbindung beeinflussen maßgeblich die Resorption (Tamura et al. 1972, Nozaki 1972).

Wasserlösliche drei- und fünfwertige anorganische Arsenverbindungen werden nach Untersuchungen beim Mensch und Tier intestinal in erheblichem Ausmaß resorbiert (Tab. 4). Nach oraler Verabreichung von Fowlerscher Lösung (9,5 mg Arsen) an Patienten wurden während 10 Tagen nur 3,5 % der Dosis über die Fäzes ausgeschieden (Bettley und O'Shea 1975).

Organische Arsenverbindungen wie Dimethylarsinsäure scheinen etwas weniger resorbiert zu werden, Arsenobetain wird nahezu vollständig resorbiert (Tab. 4).

Metabolismus anorganischer Arsenverbindungen

Anorganisches Arsenit und Arsenat werden nach oraler und inhalativer Zufuhr nur zu einem geringen Teil unverändert ausgeschieden, der Hauptanteil wird in der Leber methyliert (Buchet und Lowerys 1985) und über den Urin ausgeschieden (Crecelius 1977, Smith et al. 1977, Vahter 1981, Lerman und Clarkson 1983). Obwohl die Oxidation von Arsenit zu Arsenat möglich scheint, überwiegt nach umfangreichen Studien an Labortieren in vivo die Reduktion von Arsenat zu Arsenit, welches über Methyltransferasen zu Monomethylarsonsäure (MMAA) und anschließend zu Dimethylarsinsäure (DMAA) metabolisiert wird (Abb. 1). Diese methylierten Verbindungen sind weniger toxisch und aufgrund ihrer höheren Löslichkeit besser renal ausscheidbar. Speziesspezifische Besonderheiten bezüglich des Arsenmetabolismus werden beim Krallenäffchen (Vahter et al 1982), Schimpansen (Vahter et al. 1995) und Meerschweinchen (Healy et al. 1997) beschrieben, die mit ihrem extrem eingeschränkten Methylierungsvermögen anorganischer Arsenverbindungen nicht zu MMAA und DMAA verstoffwechseln können. Hauptmetabolit im Urin des Menschen und bei den meisten Laborspezies ist DMAA. Der Mensch scheidet bei niedrigen anorganischen Arsendosen ca. 20 % in der anorganischen Form, 20 % als MMAA und 60 % als DMAA über die Nieren aus (Crecelius 1977, Smith et al. 1977). Die Methylierungskapazität des Organismus scheint begrenzt, denn nach zunehmender Belastung mit anorganischem Arsen nimmt der prozentuale DMAA-Anteil im Urin ab (Mahieu et al. 1981).

Tab. 4: Intestinale Arsenresorption

Spezies	Arsenverbindung	% Dosis	
Maus	Arsenit	91	Vather und Norin 1980
Maus		84	Brunet et al. 1982
Hamster		90	Yamauchi und Yamamura 1985
Hund		90	Charbonneau et al. 1979
Affe		98	Charbonneau et al. 1978
Mensch		65-75	Buchet et al. 1981
Maus	Arsenat	94	Vather und Norin 1980
Maus		85	Hughes et al. 1994
Hamster		30	Charbonneau et al. 1980
Ratte		70	Dutkiewicz 1977
Huhn		91	Fullmer und Wasserman 1985
Affe		75	Freeman et al. 1995
Mensch		95	Pomroy et al. 1980
Maus	Dimethylarsinsäure	76	Marafante et al. 1987
Hamster		62	Marafante et al. 1987
Hamster		65	Yamauchi und Yamamura 1984
Mensch		84	Marafante et al. 1987
Hamster	Arsenobetain	90	Yamauchi et al. 1986
Maus		98	Vahter et al. 1983
Affe		90	Charbonneau et al. 1978
Mensch		92	Brown et al. 1990
Mensch		99	Tam et al. 1982
Hamster	GaAs	20	Yamauchi et al. 1986

Organische Arsenverbindungen wie Arsenobetain, Arsenocholin oder DMAA werden vom Menschen kaum verstoffwechselt und nach der Resorption nahezu unverändert wieder ausgeschieden (Vahter et al. 1983, Marafante et al. 1984, Marafante et al. 1987).

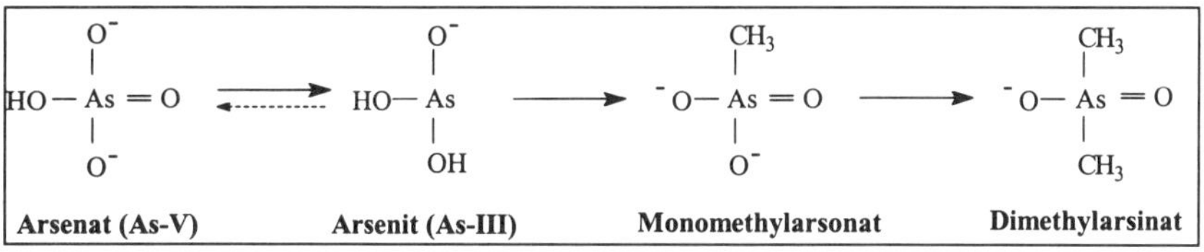

$$\underset{\text{Arsenat (As-V)}}{\overset{\displaystyle O^-}{\underset{\displaystyle O^-}{\mid}} \atop HO - As = O} \xleftarrow{\hspace{1cm}} \underset{\text{Arsenit (As-III)}}{\overset{\displaystyle O^-}{\underset{\displaystyle OH}{\mid}} \atop HO - As} \xrightarrow{\hspace{1cm}} \underset{\text{Monomethylarsonat}}{\overset{\displaystyle CH_3}{\underset{\displaystyle O^-}{\mid}} \atop {}^-O - As = O} \xrightarrow{\hspace{1cm}} \underset{\text{Dimethylarsinat}}{\overset{\displaystyle CH_3}{\underset{\displaystyle CH_3}{\mid}} \atop {}^-O - As = O}$$

Abb 1:   Metabolisierung von anorganischem Arsen

Wirkungsmechanismus von Arsen

Dreiwertige Arsenverbindungen sind toxischer als fünfwertige Arsenverbindungen (Buck 1978, Winship 1984). Für die toxischen Wirkungen auf der molekularen Ebene kommen zwei unterschiedliche Mechanismen in Frage (Vallee et al. 1960, Aposhian 1989): Die hohe Affinität von As(III) zu SH-Gruppen und die Homologie von As(V) zu Phosphat.

As(III)

Die Bindung von As(III) an funktionelle SH-Gruppen von Proteinen mit Enzymfunktion bewirkt eine Hemmung katalytischer Abläufe. Aus in vitro-Untersuchungen ist bekannt, daß mehr als 100 verschiedene Enzyme durch dreiwertiges As gehemmt werden (Webb 1966). Die Bindung von As(III) an eine einzelne Thiolgruppe ist relativ hydrolyseempfindlich. Liegen dagegen zwei SH-Gruppen in einer bestimmten räumlichen Nachbarschaft, kommt es zur Ausbildung stabiler zyklischer Thioarsenite. Dieser stabile Ring bildet sich sehr leicht zwischen Arsenit und der reduzierten Form der Liponsäure, die als Lipoamid-CoFaktor Bestandteil einiger wichtiger Enzyme (α-Ketoglutaratdehydrogenase-, Pyruvatdehydrogenasekomplex) des zellulären Energiestoffwechsels ist.

Die Toxizität von As(III) wird vor allem der Hemmung des mitochondrialen Pyruvatdehydrogenase(PDH)-Multienzymkomplexes zugeschrieben (Peters et al. 1946, Aposhian 1989). Über den PDH-Multienzymkomplex wird die Versorgung der Mitochondrien mit C2-Fragmenten aus Kohlenhydraten und Aminosäuren kontrolliert. Er steht am Ende der Glykolyse und ermöglicht die mehrstufige Umsetzung von Pyruvat zu Acetyl-CoA und die oxidative Phosphorylierung. Durch die Reaktion von As(III) mit dem Lipoamid-Rest der Transacetylase-Untereinheit wird dieses Enzym blockiert (Abb. 2) und damit auch Bereitstellung von Acetyl-CoA und NADH/H$^+$. Dieser Mangel führt zu einer Störung abhängiger Stoffwechselvorgänge und einer zellulärer Energieverarmung bis zum Zelluntergang (Schoolmeester und White 1980; Aposhian 1989).

Die toxischen Wirkungungen von As(III) beschränken sich nicht nur auf den Energiestoffwechsel. Vergleichbar mit anderen Schwermetallen induziert As(III) auch die Synthese von Stress-Proteinen (Caltabiano et al. 1986), der genaue Angriffspunkt von As(III) ist jedoch nicht bekannt.

Bereits in den 30er Jahren wurde As(III) als Mitosegift beschrieben (Dustin und Gregoire 1933) und als Zytostatikum eingesetzt. Auch für die in Bakterien und Säugetierzellen beobachtete Hemmung der RNS-, DNS-Synthese und DNS-Reparaturmechanismen scheint die Blockade SH-haltiger Enzyme durch As(III) verantwortlich zu sein (Jung 1971, Petres et al. 1977, Okui und Fujiwara 1986).

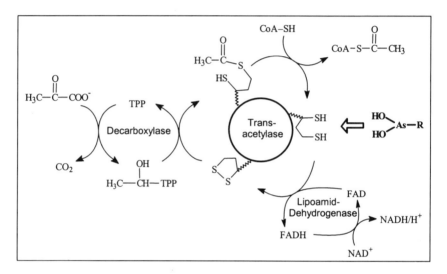

Abb. 2: **Hemmung   des   Pyruvatdehydrogenase(PDH)-Multienzymkomplexes durch As(III) (mod. nach Aposhian 1989). TTP = Thiaminpyrophosphat.**

Obwohl die meisten tierexperimentellen Kanzerogenitätsstudien negativ verliefen wird Arsen aufgrund epidemiologischer Studien als Kanzerogen für den Menschen eingestuft wird (IARC 1987, Stöhrer 1991, Abernathy et al. 1996). In diesem Zusammenhang wird vermutet, das Arsen eher ein Promotor als ein Initiator der Tumorentstehung ist.

Neben den intrazellulären Effekten interagiert As(III) auch mit SH-haltigen Membranproteinen und verursacht Störungen der Rezeptorinternalisierung, der Signaltransduktion und der Transportproteine. Dies gilt insbesondere für das dreiwertige organische Phenylarsenoxid, wie in zahlreichen in vitro-Untersuchungen gezeigt wurde (u.a. Douen und Jones 1988, Douen und Jones 1990, Liebl et al. 1992). Die exakten mechanistischen Zusammenhänge sind jedoch noch nicht abschließend geklärt.

As(V)

Arsenat hat eine große Strukturähnlichkeit zu Phosphat. Aufgrund dieser Ähnlichkeit kann Phosphat bei einer Reihe von Stoffwechselreaktionen durch Arsenat ersetzt werden, ohne das Phosphat jedoch funktionell ersetzen zu können. Ein bekanntes Beispiel ist der Einbau von Arsenat anstelle von Phosphat im Verlauf der Glykolyse (Abb. 3).

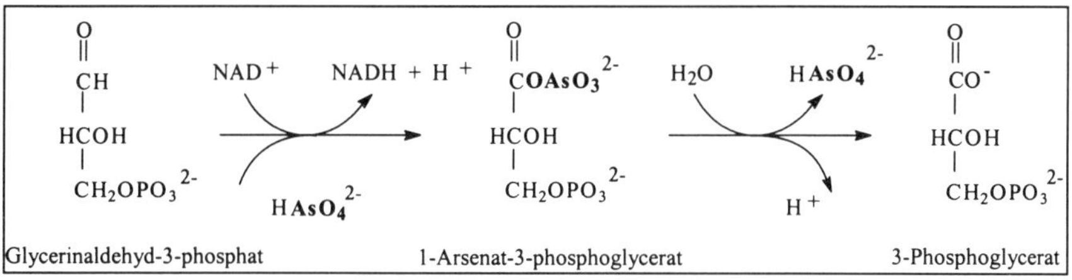

Abb. 3: Hemmung der oxidativen Phosphorylierung durch As(V) (nach Aposhian 1989)

Durch den Einbau von Arsenat auf der Stufe des Glycerinaldehyd-3-phosphat entsteht 1-Arsenat-3-phosphoglycerat. Im Gegensatz zum physiologischen 1,3-Biphosphoglycerat, ist die Arsenatbindung sehr instabil und zerfällt spontan (Arsenolyse) in 3-Phosphoglycerat und Arsenat. Die Glykolyse läuft weiter, allerdings wurde bei diesem Stoffwechselschritt kein ATP gebildet (Aposhian 1989). Auch die Bildung von ADP-Arsenat und damit Entkoppelung der oxidativen Phosphorylierung wird in der Literatur beschrieben (Gresser 1981).

Möglicherweise beruht jedoch die Toxizität von As(V) nur zum geringeren Teil auf diesen mechanistischen Vorstellungen als vielmehr auf der metabolischen Reduktion von As(V) zu As(III) und dessen Hemmung wichtiger enzymatischer Stoffwechselvorgänge.

Literatur

Abernathy CO, Chappell WR, Meek ME, Gibb H, Guo HR. Roundtable summary: is ingested arsenic a threshold carcinogen?. Fund Appl Toxicol 1996; 29: 168-175.

Aposhian HV. Biochemical toxicology of arsenic. In: Hodgson E; Bend JR, Philpot RM (eds). Reviews in biochemical toxicology. Vol 10. Amsterdam: Elsevier 1989: 265-299.

Bettley FR, O'Shea JA. The absorption of arsenic and its relation to carcinoma. Br J Dermatol 1975; 92: 563-568.

Börzsönyi M, Bereczky A, Rudnai P, Csanady M, Horvath A. Epidemiological studies on human subjects to arsenic in drinking water in southeast Hungary. Arch Toxicol 1992; 66: 77-78.

Borgono JM. Vicent P, Venturino H, Infante A. Arsenic in the drinking water of the city of Antofagasta: Epidemiological and clinical study before and after the installation of a treatment plant. Environ Health Perspect 1977; 19: 103-105.

Braman RS. Environmental reaction and analysis methods. In: Fowler BA (ed). Biological and environmental effects of arsenic. Amsterdam: Elsevier 1983: 141-153.

Brown RM, Newton D, Pickford CJ, Sherlock JC. Human metabolism of arsenobetaine ingested with fish. Hum Exp Toxicol 1990; 9: 41-46.

Brune D, Nordberg G, Wester PO. Distribution of 23 elements in the kidney, liver and lungs of workers from a smeltery and refinery in North Sweden exposed to a number of elements and of a control group. Sci Total Environ 1980; 16: 13-35.

Brunet C, Luyckx M, Cazin M. Etude pharmacocinétique de l'anhydride arsénieux chez la souris. Toxicol Europ Res 1982; 4: 175-179.

Buchet JP, Lauwerys R. Study of inorganic arsenic methylation by rat liver in vitro: Relevance for the interpretation of observation in man. Arch Toxicol 1985; 57: 125-129.

Buchet JP, Lauwerys R, Roels H. Urinary excretion of inorganic arsenic and its metabolites after repeated ingestion of sodium metaarsenite by volunteers. Int Arch Occup Environ Health 1981; 48: 111-118.

Buck WB. Toxicity of inorganic and aliphatic organic arsenicals. In: Oehme FW (ed). Toxicity of heavy metals in the environment. Vol 1. New York: Marcel Dekker, 1978: 357-374.

Burow M, Stoeppler M. Ingestion/excretion experiments of arsenic in fish. In: Brätter P, Schramel P (eds). Trace elements, analytical chemistry in medicine and biology. Vol 4. Berlin: de Gruyter, 1987

Caltabiano MM, Koestler TP, Poste G, Greig RG. Induction of 32- and 34-kDa stress proteins by sodium arsenite, heavy metals, and thiol-reactive agents. J Biol Chem 1986; 261: 13381-13386.

Cebrián ME, Albores A, Aguilar M, Blakely E. Chronic arsenic poisoning in the north of mexico. Hum Toxicol 1983; 2: 121-133.

Charbonneau SM, Hollins JG, Tam GKH, Bryce F, Ridgeway JM, Willes RF. Whole-body retention, excretion and metabolism of [74As]arsenic acid in the hamster. Toxicol Lett 1980; 5: 175-182.

Charbonneau SM, Spencer K, Bryce F, Sandi E. Arsenic excretion by monkeys dosed with arsenic-containing fish or with inorganic arsenic. Bull Environ Contam Toxicol 1978; 20: 470-477.

Charbonneau SM, Tam GKH, Bryce F, Zawidzka Z, Sanadi E. Metabolism of orally administered inorganic arsenic in the dog. Toxicol Lett 1979; 3: 107-113.

Chatterjee A, Das D, Mandal BK, Chowdhury TR, Samanta G, Chakraborti D. Arsenic in ground water in six districts of West Bengal, India: the biggest arsenic calamity in the world Part I: Arsenic species in drinking water and urine of the affected people. Analyst 1995;120: 643-650.

Crecelius EA Changes in the chemical speciation of arsenic following ingestion by man. Environ Health Perspect 1977; 19: 147-150.

Das D, Chatterjee A, Mandal BK, Samanta G, Chakraborti D, Chanda B. Arsenic in ground water in six districts of West Bengal, India: the biggest arsenic calamity in the world. Part II: Arsenic concentration in drinking water, hair, nails, urine, skin-scale and liver tissue (biopsy) of the affected people. Analyst 1995; 120: 917-924.

Del Razo LM, Arellano MA, Cebrian ME. The oxidation states of arsenic in well-water from a chronic arsenicism area of Northern Mexico. Environ Pollut 1990; 64: 143-153.

Douen AG, Jones MN. The action of phenylarsine oxid on the stereospecific uptake of D-glucose in basal and insulin-stimulated rat adipocytes. Biochim Biophys Acta 1988; 968: 109-118.

Douen AG, Jones MN. Phenylarsine oxide and the mechanism of insulin-stimulated sugar transport. BioFactors 1990; 2: 153-161.

Dustin AP, Gregoire C. Contribution à l'étude de l'action de poisons caryoclasiques sur les tumeurs animales - Premier mémoire: action de cacodylate de nu et de la trypaflavine sur le sarcome greffé, type Crocker, de la souris. Bull Acad Roy Med Belg 1933; 13: 585-588.

Dutkiewicz T. Experimental studies on arsenic absorption routes in rats. Environ Health Perspect 1977; 19: 173-177.

Eis D. Arsen. In: Umweltbundesamt (ed). Luftqualitätskriterien für ausgewählte Umweltkanzerogene. Berlin: Erich Schmidt 1987: 29-99

Feinglass EJ. Arsenic intoxication from well water in the United States. New. Engl J Med 1973; 288: 828-830.

Fordyce FM, Williams TM, Paijitpapon A, Charoenchaisei P. Hydrogeochemistry of arsenic in an area of chronic mining-related arsenium, Ron Phibun District. Br Geological Survey Keyworth 1995.

Fullmer CS, Wasserman RH. Intestinal absorption of arsenate in the chick. Environ Res 1985; 36: 206-217.

Freeman GB, Schoof RA, Ruby MV, Davis AO, Dill JA, Liao SC, Lapin CA, Bergstrom PD. Bioavailability of arsenic in soil and house dust impacted by smelter activities following oral administration in cynomolgus monkeys. Fundam Appl Toxicol 1995; 28: 215-222.

Garb LG, Hine CH. Arsenical neuropathy: Residual effects following acute industrial exposure. J Occup Med 1977; 19: 567-568.

Geyer L. Über die chronischen Hautveränderungen beim Arsenicismus und Betrachtungen über die Massenerkrankungen in Reichenstein in Schlesien. Arch Dermat Syph 1898; 43: 221-280.

Gresser MJ. ADP-arsenate, formation by by submitochondrial particles under phosphorylation conditions. J Biol Chem 1981; 256: 5981-5983.

Harrington JM, Middaugh JP, Morse DL, Housworth J. A survey of a population exposed to high concentrations of arsenic in well water in Fairbanks, Alaska. Am J Epidemiol 1978; 108: 377-385.

Healy SM, Zakharyan RA, Aposhian HV. Enzymatic methylation of arsenic compounds: IV. In vitor and in vivo deficiency of the methylation of arsenite and monomethylarsonic acid in the guinea pig. Mut Res 1997; 386: 229-239.

Holland RH, McCall MS, Lanz HC. A study of inhaled arsenic-74 in man. Cancer Res 1959; 19: 1154-1156.

Hughes MF, Menache M, Thompson DJ. Dose-dependent disposition of sodium arsenate in mice following acute oral exposure. Fundam Appl Toxicol 1994; 22: 80-89.

IARC Arsenic and arsenic compounds (group 1). In: IARC monographs on the evaluation of carcinogenic risks to overall evaluation of carcinogenicity: un updating of IARC monographs, vol 1-42, suppl 7; Lyon: IARC 1987: 100-106.

Jung EG. Molekularbiologische Untersuchung zur chronischen Arsenvergiftung. Z Haut Geschlechtskrkh 1971; 46: 35-36.

Kreiss K, Zack MW, Feldman RG, Niles CA, Sax DS, Landrigan PJ, Boyd MH, Cox DH. Neurologic evaluation of a population exposed to arsenic in Alaskan well water. Arch Environ Health 1983; 38: 116-121.

Lerman S, Clarkson TW. The metabolism of arsenite and arsenate by the rat. Fundam Appl Toxicol 1983; 3: 309-314.

Levvy GA. A study of arsine poisoning. Q J Exp Physiol 1948; 34: 47-67.

Lewin, L. Die Gifte in der Weltgeschichte. Berlin: Springer, 1920.

Liebl B, Mückter H, Doklea D, Fichtl B, Forth W. Influence of organic and inorganic arsenicals on glucose-uptake in MDCK-cells. Analyst 1992; 117: 681-684.

Luo ZD, Zhang YM, Ma L, Zhang GY, He X, Wilson R, Byrd DM, Griffiths JG, Lai S, He L, Grumski K, Lamm SH. Chronic arsenicism and cancer in Inner Mongolia - consequences of well water arsenic levels greater than 50 µg/l. In: Abernathy CO, Calderon RL, Chappell WR (eds). Arsenic - Exposure and health effects. London: Chappman & Hall, 1997: 55-68.

Mahieu P, Buchet JB, Roels HA, Lauwerys R. The metabolism of arsenic in humans acutely intoxicated by As2O3. Its significance for the duration of BAL therapy. Clin Toxicol 1981; 18: 1067-1075.

Marafante E, Vahter M, Dencker L. Metabolism of arsenocholine in mice, rats and rabbits. Sci Total Environ 1984; 34: 223-240.

Marafante E, Vahter M, Norin H, Envall J, Sandström M, Christakopoulos A., Ryhage R. Biotransformation of dimethylarsinic acid in mouse, hamster and man. J Appl Toxicol 1987; 7: 111-117.

Marsh J. Account of a method of separating small quantities of arsenic from substances with which it may be mixed. Edinb New Philos J 1836; 21: 229-236.

Nicolli HB, Suriano JM, Gomez Peral MA. Groundwater contamination with arsenic and other trasce elements in an area of the pamap, province of Cordiba, Argentina. Environ Geol Water Sci 1989; 14: 13-16.

Nozaki S. Studies on arsenic metabolism. VI. Effect of components of milk on arsenic tolerance in the digestive tract. Folia Pharmacol Jpn 1972; 68: 857-868.

Okui T, Fujiwara Y. Inhibition of of human excision DNA repair by inorganic arsenic and the co-mutagenic effect in V79 chinese hamster cells. Mutat Res 1986; 172: 69-76.

Pershagen G, Lind B, Björklund NE. Lung retention and toxicity of some inorganic arsenic compounds. Environ Res 1982; 29: 425-434.

Peters RA, Sinclair HM, Thompson RHS. An analysis of the inhibition of pyruvate oxidation by arsenicals in relation to the enzyme theory of vesication. Biochem J 1946; 40: 516-524.

Petres K, Baron D, Hagedorn M. Effects of arsenic on cell metabolism and cell proliferation: cytogenetic and biochemical studies. Environ Health Perspect 1977; 19: 223-227.

Pinto SS, Varner MO, Nelson KW, Labbe AL, White LD. Arsenic trioxide absorption and excretion in industry. J Occup Med 1976; 18: 677-680.

Pomroy C, Charbonneau SM, McCullough RS, Tam GKH. Human retention studies with 74 As. Toxicol Appl Pharmacol 1980; 53: 550-556.

Robinson TJ. Arsenical polyneuropathy due to caustic arsenical paste. Brit Med J 1975; 3: 139.

Schoolmeester WL, White DR. Arsenic poisoning. South Med J 1980; 73: 198-208.

Smith TJ, Crecelius EA, Reading JC. Airbornearsenic exposure and excretion of methylated arsenic compounds. Environ Health Perspect 1977; 19: 89-93.

Stevens JT, Hall LL, Farmer JD, DiPasquale LC, Chernoff N. Durham WF. Disposition of 14C and/or 74As-cacodylic acid in rats after intrevenous, intratracheal, or peroral administration. Environ Health Perspect 1977; 19: 151-157.

Stöhrer G. Arsenic: opportunity for risk assessment. Arch Toxicol 1991; 65: 525-531.

Straub W. Der Tod Alexanders VI. und das Borgia-Geheimnis. Schweizerische Med Wschr 1935; 65: 389-397.

Tam GKH, Charbonneau SM, Bryce F, Sandi E. Excretion of a single oral dose of fish-arsenic in man. Bull Environ Contam Toxicol 1982; 28: 669-673.

Tamura S, Nozaki S, Tsuzuki S. Studies on arsenic metabolism. IV. Effect of food on arsenic tolerance in the digestion tract. Folia Pharmacol Jpn 1972; 68: 586-601.

Tracy JW, Webster LT. Drugs used in the chemotherapy of protozoal infections. In: Hardman GJ, Limbird LE, Molinoff PB, Ruddon RW, Gilman AG (eds). Goodman and Gilman´s The pharmacological basis of therapeutics, 9th ed. New York: McGraw-Hill 1996: 987-1008.

Tseng W-P. Effects and dose-response relationships of skin cancer and blackfoot disease with arsenic. Environ Health Perspect 1977; 19: 109-119.

Vahter M. Biotransformation of trivalent and pentavalent inorganic arsenic in mice and rats. Environ Res 1981; 25: 286-293.

Vahter M, Couch R, Nermell B, Nilsson R. Lack of methylation of inorganic arsenic in the chimpanzee. Toxicol Appl Pharmacol 1995; 133: 262-268.

Vahter M, Marafante E, Dencker L. Metabolism of arsenobetaine in mice, rats and rabbits. Sci Total Environ 1983; 30: 197-211.

Vahter M, Marafante E, Lindgren A, Dencker L. Tissue distribution and subcellular binding of arsenic in marmoset monkeys after injection of 74As-arsenite. Arch Toxicol 1982; 51: 65-77.

Vahter M, Norin H. Metabolism of [74]As-labeled trivalent and pentavalent inorganic arsenic in mice. Environ Res 1980; 21: 446-457.

Valentine JL, Kang HK, Spivey G. Arsenic levels in human blood, urine, and hair in response to exposure via drinking water. Environ Res 1979; 20: 24-32.

Vallee BL, Ulmer DD, Wacker WEC. Arsenic toxicity and biochemistry. AMA Arch Ind Health 1960; 21: 132-151

Webb JL. Enzymes and metabolic inhibitors. Vol III. New York: Academic Press 1966.

Weigert P. Metal loads of food of vegetable origin including mushrooms. In: Merian E (ed). Metals and their compounds in the environment. Weinheim: Verlag Chemie, 1991: 452-468.

Weigert P, Müller J, Klein H, Zufelde K-P, Hillebrand J. Arsen, Blei, Cadmium und Quecksilber in und auf Lebensmitteln. ZEBS Berichte 1/1984, Bundesgesundheitsamt, Berlin.

Whanger PD, Weswig PH, Stoner JC. Arsenic levels in Oregon waters. Environ Health Perspect 1977; 19: 139-143.

Winship KA. Toxicity of inorganic arsenic salts. Adv Drug React Ac Poison Rev 1984; 3: 129-160.

Yamauchi H, Kaise T, Yamamura Y. Metabolism and excretion of orally administered arsenobetaine in the hamster. Bull Environ Contam Toxicol 1986; 36: 350-355.

Yamauchi H, Takahashi K, Yamamura Y. Metabolism and excretion of orally and intraperitoneally administered gallium arsenide in the hamster. Toxicology 1986; 40: 237-246.

Yamauchi H, Yamamura Y. Metabolism and excretion of orally administered dimethylarsinic acid in the hamster. Toxicol Appl Pharmacol 1984; 74: 134-140.

Yamauchi H, Yamamura Y. Metabolism and excretion of orally administered arsenic trioxide in the hamster. Toxicology 1985; 34: 113-121.

Zaldivar R. Arsenic contamination of drinking water and foodstuffs causing endemic chronic poisoning. Beitr Pathol 1974; 151: 384-400.

Zrenner K, Paintner K. Arzneimittelrechtliche Vorschriften für Tierärzte. Stuttgart: Deutscher Apotheker Verlag 1995

Anschrift der Autoren:

G. Hunder, K. Schümann
Walther-Straub-Institut für Pharmakologie und Toxikologie
Ludwig-Maximilians-Universität München
Nußbaumstrasse 26
D-80336 München

Bestimmung der Verteilung humaner Selenoproteine im Plasma

Thomas Plecko, Margarete Rükgauer und Jürgen D. Kruse-Jarres, Stuttgart

Zusammenfassung

Eine Methode zur Bestimmung der Selenverteilung in humanem Plasma wurde weiterentwickelt. Es zeigte sich, daß bei 17 gesunden Probanden 68 ± 7 % des Plasmaselens an Selenoprotein P, 25 ± 4 % an Glutathionperoxidase und 7 ± 4 % an Albumin gebunden sind. Als Probenmaterial sind 2 ml Heparin-Plasma ausreichend. Die chromatographische Trennung der selenhaltigen Proteine und anschließende Selenbestimmung via elektrothermaler Atomabsorptionsspektrometrie ist in ca. 60 Minuten durchführbar. Aufgrund des relativ geringen Zeitaufwandes sowie des geringen Probenvolumens sind mit dieser Methode Serienuntersuchungen durchführbar.

Einführung

In den letzten Jahren hat die Beurteilung des Selenstatus an Bedeutung zugenommen. Viele Untersuchungen haben gezeigt, daß Selen, als Bestandteil verschiedener Proteine, eine schützende Wirkung gegen radikalinduzierte Krankheiten aufweist. Um Aussagen über den Selenstatus zu machen, wird in der Regel der Plasma Selengehalt bestimmt. Im Plasma allerdings ist Selen Bestandteil von mindestens drei Proteinen mit unterschiedlichen biologischen Funktionen [1, 2]. Die im Plasma vorkommenden selenhaltigen Proteine sind: die Plasma-Glutathionperoxidase (p-GSH-Px), das Selenoprotein P (Sel P) und das Albumin. Die p-GSH-Px ist ein antioxidativ wirksames Enzym welches die Reduktion von Hydroperoxiden zu Hydroxiden katalysiert, wobei Glutathion oxidiert wird. Die p-GSH-Px ist ein tetrameres Glycoprotein mit einem Molekül Selenocystein pro

Untereinheit. Die Funktion des Selenoprotein P ist noch nicht eindeutig geklärt. Es ist möglicherweise für den Selentransport im Organismus verantwortlich [1, 2, 3, 4]. Neuere Untersuchungen haben gezeigt, daß es ebenfalls eine antioxidative Wirkung zum Schutz der Endothelzellen aufweist [3, 4]. Das Selenoprotein P ist ebenfalls ein Glycoprotein und besitzt zehn Moleküle Selenocystein in seiner Aminosäuresequenz. Im Gegensatz zur p-GSH-Px und zum Sel P ist das Transportprotein Albumin kein Selenoprotein, da es kein Selenocystein enthält. Es ist ein selenhaltiges Protein und kann unspezifische Mengen an Selen in Form von Selenomethionin in seine Struktur einbauen. Außerdem transportiert es Selenid [5].

Eine differentielle Selenanalyse bezogen auf die erwähnten Proteine könnte zu einem besseren Verständniss in der Pathogenese radikalinduzierter Krankheiten führen. Für klinische Anwendungen sollte eine Methode entwickelt werden, die es erlaubt mit kleinen Mengen an Untersuchungsmaterial die Verteilung der Selenoproteine möglichst schnell zu bestimmen. Wie bereits von anderen Autoren erwähnt ist eine Trennung der Selenoproteine mittels Affinitätschromatographie angebracht [4, 6]. Eine schnelle Methode zur Selenbestimmung bietet die elektrothermale Atomabsorptionsspektroskopie.

Material und Methode

Proteintrennung

Geräte und Materialien:
Zur Proteintrennung wurde ein Pharmacia FPLC-System verwendet, ausgestattet mit Autosampler und Fraktionen-Sammler sowie einer HiTrap-Heparin und einer HiTrap-Blue Säule (jeweils 5 ml, Pharmacia). Zur Entsalzung diente eine "Fast-Desalting"-Säule (Pharmacia).

Verwendete Puffer:
Puffer A: 0.02 M Ammoniumacetat, pH 7 (Äquillibrierung)
Puffer B: Puffer A + 0.5 M NaCl, pH 7 (Elution Heparin-Sepharose)
Puffer C: Puffer A + 1.4 M NaCl, pH 7 (Elution Blue-Sepharose)
Puffer D: Puffer A + 0.5 M NaCl, pH 5 (Regenerierung)
Puffer E: Puffer A + 0.5 M NaCl, pH 10 (Regenerierung)

Versuchsdurchführung:
Die nachfolgend beschriebene Prozedur ist an der von Harrison und Mitarb. beschriebenen angelehnt [4]. Beide Säulen wurden mit jeweils 25 ml Puffer A äquillibriert. Über den automatischen Probengeber wurden auf jede Säule 1 ml Heparin-Plasma unverdünnt aufgegeben. Beide Säulen wurden mit 20 ml Puffer A eluiert und die entsprechenden Fraktionen gesammelt. Das Eluat der Heparin-Sepharose Säule enthielt die Proteine GSH-Px und Albumin (Fraktion A). Die gebundene, Selenoprotein enthaltende Fraktion wurde mit 15 ml Puffer B eluiert und gesammelt (Fraktion B). Fraktion B wurde wegen des zu hohen Salzgehalts, vor der Selenbestimmung mittels Gel-Chromatographie entsalzt. Das Eluat der Blue-Sepharose Säule enthielt als Selenoprotein nur die GSH-Px (Fraktion C). Die gebundene Fraktion der Blue-Sepharose Säule wurde mit 30 ml Puffer C eluiert und gesammelt. Die Fraktion enthielt die Proteine Albumin und Selenoprotein P (Fraktion D). Beide Säulen wurden durch abwechselndes Spülen mit Puffer D und E regeneriert.

Bestimmung des Selenkonzentration

Geräte und Materialien:
Zur Bestimmung der Selenkonzentration wurden ein Perkin Elmer Zeeman 3030 Atomabsorptionspektrometer verwendet, ausgestattet mit HGA-600 Atomisierungseinheit und AS-60 Autosampler sowie eine elektrodenlose Entladungslampe und pyrolytisch beschichtete Graphitrohre mit integrierter Plattform.

Verwendete Reagenzien:
ClinRep Level II Kontroll-Serum (Recipe, München), Seronorm Trace Elements Serum (Nycomed, Oslo, Norwegen), Palladium Magnesium Nitrat AAS Matrix Modifier (Kraft, Duisburg), Wasserstoffperoxid 30 % (Merck, Darmstadt).

Versuchsdurchführung:
Zur Erstellung einer Kalibrationsgeraden wurde das ClinRep Level II Kontrollserum 1+6 mit Puffer A verdünnt und in Konzentrationen von 0.06, 0.12, 0.18 und 0.25 µmol/l gemessen. Die Richtigkeit der Messungen wurde mit Seronorm Trace Elements Kontrollserum überprüft. Nach Injektion von 20 µl Probe (Fraktion oder 1+5 verdünntes Plasma) wurde diese getrocknet und verascht, indem das Temperatur-Zeit Programm bis Schritt 4 durchlaufen wurde. Nach einer zweiten Injektion von 20 µl Probe wurde das gesammte Programm durchlaufen. Auf jede Probeninjektion folgte die Injektion von 10 µl AAS Matrix-Modifier

und 5 µl Wasserstoffperoxid. Das verwendete Temperatur-Zeit-Programm und die Messbedingungen sind in Tabelle 1 dargestellt.

Tab. 1: Temperatur-Zeit-Programm und Messbedingungen für die Selen-bestimmung

Schritt	Temperatur [°C]	Rampe [s]	Halten [s]	Gasfluss ml/min]	Messen
1*	100	1	10	300	-
2*	130	80	40	300	-
3*	500	20	30	300 A	-
4*	1150	30	30	300	-
5	2200	0	5	0	x
6	2650	2	2	300	-

* Wiederholungsschritt, A Alternativgas (Luft)

Bedingungen: elektrodenlose Entladungslampe (300 mA); Wellenlänge 196 nm; Spektrale Bandbreite 0.2 nm; Signal Auswertung über die Peakfläche; Injektions-volumen 2 x 20 µl.; Zeeman Untergrund Korrektur.

Weitere Messverfahren

Die Messung der GSH-Px Aktivität erfolgte nach der Methode von Günzler und Flohé [7], unter Einsatz eines DuPont Dimension Analyseautomaten. Die SDS-Page Elektrophorese wurde mit dem PhastSystem (Pharmacia, Freiburg) durchge-führt.

Ergebnisse und Diskussion

Mit der vorliegenden Methode wurde eine Wiederfindung für Selen von 92 – 103 % erlangt. Die Kombination von GSH-Px Aktivitätsmessungen kombiniert mit SDS-Page Elektrophorese zeigte, daß das gewünschte Protein in der entsprechenden Fraktion vorlag und es zu einer selektiven Trennung der selenhaltigen Proteine kam. Fraktion D, welche die Proteine Sel P und Albumin enthält, wurde nicht routinemäßig gemessen, da hier ein zu großer Verdünnungseffekt durch die Entsalzung auftritt. Wie von Harrison berichtet, berechnet sich der Selengehalt des Albumin aus der Differenz von Fraktion A und C.

Die Selenverteilung im Plasma wurde von 17 gesunden Personen aus dem Raum Stuttgart ermittelt. Dabei waren 68 ± 7 % des Gesamtselens an Selenprotein P, 25 ± 4 % an GSH-Px und 7 ± 4 % an Albumin gebunden.

Um die Präzision der Methode zu überprüfen wurde ein Plasmapool siebenmal getrennt und vermessen (Tabelle 2). Es resultierte eine Selenverteilung von 61 ± 3 % gebunden an Selenoprotein P, 23 ± 2 % gebunden an GSH-Px und 16 ± 3 % gebunden an Albumin. Die erhaltenen Abweichungen sind akzeptabel angesichts der Tatsache, daß es sich hier um zwei hintereinandergeschaltete Analyseverfahren handelt.

Tab. 2: Präzisionsmessungen mit einem Plasmapool

	% Se als p-GSH-Px	% Se als Sel P	% Se als Albumin	Se Wiederfindung %
1	22	62	16	100
2	21	59	20	98
3	24	60	16	101
4	22	62	16	102
5	24	59	17	94
6	24	62	14	102
7	20	66	14	93
MW±SD	23 ± 1.4	61 ± 3	16 ± 2	99 ± 4

Der Gebrauch kleiner Säulen mit einer engen Packungsdichte reduziert die Menge des benötigten Probenmaterials auf einen Milliliter. Da ein Verdünnen der Probe nicht notwendig ist, erhält man nach der Elution kleinere Fraktionen, was zu einem geringeren Verdünnungseffekt führt. Dadurch können die erhaltenen Fraktionen als ganze gemessen werden. Eine Unterteilung der Eluate in Subfraktionen mit anschließender Selenbestimmung in jeder einzelnen Subfraktion ist nicht nötig und reduziert somit den Zeitbedarf der Selenbestimmung um ein Vielfaches. Der, in der von Harrison benutzten Methode, verwendete Heparin-Puffer ist durch den 0.5 M NaCl-Puffer ersetzt worden um eine bessere Detektion des Eluats zu erhalten. Der dadurch erhaltene Nachteil ist eine zusätzliche Verdünnung der Fraktion durch den damit notwendigen Entsalzungsschritt. Durch die

Doppelinjektion bei der Selenbestimmung erhält man ausreichend hohe Signale mit zufriedenstellenden Standardabweichungen unter 10 %. Der Einsatz von Wasserstoffperoxid als Oxidanz ist nicht unbedingt notwendig um genaue Messwerte zu erhalten, er führt vielmehr zu einer längeren Lebensdauer der Graphitrohre [8].

Die Ermittlung der Selenverteilung ist in ca. 60 Minuten durchführbar. Dabei wird von einem geringen Probenvolumen von 2 ml ausgegangen. Eine weitere Reduzierung des Zeitaufwandes sowie des Probenvolumens wird angestrebt.

Literatur

1. Zachara BA: Mammalian Selenoproteins. J Trace Elem Electrolytes Health Dis 1992; 6:137-151

2. Hill KE, Burk RF: Selenoprotein P: Recent Studies in Rats and in Humans. Biomed Environ Sci 1997; 10:198-208

3. Hill KE, Burk RF: Selenoprotein P. A Selenium-Rich Extracellular Glycoprotein. J Nutr 1994; 124:1891-1897

4. Deagen JT, Butler JA, Zachara BA, Whanger PD: Determination of the distribution of selenium between glutathione peroxidase, selenoprotein P and albumin in plasma. Analytical Biochem 1993; 208:176-181

5. Suzuki KT, Itoh M J: Metabolism of selenite labelled with enriched stable issotope in the bloodstream. J Chromatogr B 1997; 692:15-22

6. Harrison I, Littlejohn D, Fell GS: Distribution of Selenium in Human Blood Plasma and Serum. Analyst 1996; 121:189-194

7. Flohé L., Günzler WA: Assays of glutathione peroxidase. In: Methods in Enzymology 1984; 105:114-125

8. Rükgauer M, Uhland K, Lindemann E, Kruse-Jarres JD: Methodenentwicklung zur direkten Bestimmung von Selen mittels elektrothermaler Atomabsorptionsspektrometrie in Plasma, Vollblut, Erythrozyten, Thrombozyten und Leukozyten. Referenzwertermittlung. Biomed Technik 1996; 41(9):236-241

Anschrift der Autoren:

T. Plecko, Margarete Rükgauer, J. D. Kruse-Jarres
Institut für Klinische Chemie und Laboratoriumsmedizin
Katharinenhospital
Kriegsbergstr. 60
D-70174 Stuttgart

Distribution of membrane-bound selenium-containing proteins in cell compartments of the rat kidney

Antonios Kyriakopoulos, Holger Bertelsmann, Alexandra Graebert and Dietrich Behne, Berlin

Summary

Information on the membrane-bound selenium-containing proteins was obtained by labeling of rats in vivo with ^{75}Se-selenite, subcellular fractionation of the tissue homogenates, separation of the proteins by SDS-PAGE and two-dimensional electrophoresis and selenium detection by autoradiography. In this way, in addition to seventeen cytosolic ^{75}Se-labeled bands, eight membrane-bound selenium-containing proteins with apparent molecular masses of 6-8, 18, 20, 22, 23-25, 28, 36 and 38 kDa were detected. Of those the proteins at 20 and 23-25 kDa were also found in the cytosolic fractions. In this paper data are presented on the distribution of these proteins among the microsomal, mitochondrial and nuclear membranes in the kidney of the rat.

Introduction

One of the most difficult and time-consuming tasks in protein biochemistry is the characterization of membrane-bound proteins. The analysis of these proteins is especially difficult, if they are present in only small amounts, as is the case with selenium-containing proteins. Selenium is a trace element. Its biological effects are due to the functions of selenocysteine incorporated into several selenoproteins. The selenocysteine-containing enzymes identified so far include several glutathione peroxidases, iodothyronine deiodinases and a thioredoxin reductase. Some other selenoproteins have been isolated and characterized but their biological functions are still unknown.

After in vivo labeling of rats with ^{75}Se, separation of the tissue proteins by SDS-PAGE and two dimensional electrophoresis and selenium detection by autoradiography a large number of selenium-containing proteins or protein subunits with molecular masses between 8 kDa and 116 kDa were detected (1).

In order to obtain more information on the functions of selenium, its role in metabolic processes and its sites of action, the subcellular distribution of these proteins has been investigated. In this paper some data are presented on the selenoproteins present in the microsomal, mitochondrial and nuclear membranes in the kidney of the rat.

Materials and Methods

The methods used in this study are shown schematically in Fig. 1.

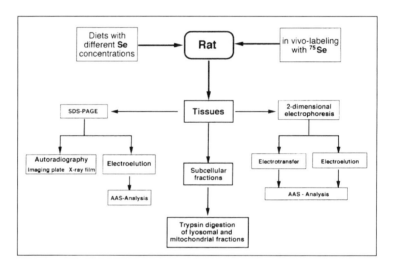

Animal experiments

Male Wistar rats were labeled in vivo by administration of ^{75}Se-selenite. The administration of labeling and the composition of the diet, the treatment of the animals and the labeling and sampling procedures have been described elsewhere (2). Several tissues were taken for the investigation.

Differential centrifugation

After addition of several protease inhibitors (0.5% v/v apotinin, 0.1 % v/v chymostatin, 0.1% leupeptin, 0.1% v/v pepstatin and 0.1% v/v phenyl-methylfluoride) subcellular fractionation of the tissue homogenates was carried out by differential centrifugation as previously described (3, 4). The total protein concentrations in the homogenate and subcellular fractions were measured using the method described by Bradford (5).

Preparation of nuclei

Morphologically intact nuclei were isolated from the homogenates of the kidney and prepared as described in detail elsewhere (6).

Isolation of mitochondrial membranes

Mitochondrial membranes were prepared using the modified method of Greenawalt and Schnaitman (7). The method included incubation of the mitochondrial fraction (10000 x g) with 5% Triton WR-1339 for 20 min followed by sonication, centrifugation at 140.000 x g and dialysis of the membrane-containing pellet.

Electrophoresis

Protein separation was carried out by vertical SDS-PAGE in 12% and 15% polyacrylamide gels (120 mm x 169 mm x 1.5 mm) according to the method of Laemmli (8). For two-dimensional polyacrylamide gel electrophoresis the procedure of Klose (9) and the small gel technique of Jungblut (10) were used.

Analysis of [75]Se

The ^{75}Se activity in the tissue and tissue fractions was measured by means of a 3 x 3 in NaJ (Tl) well-type detector coupled to a multichannel analyzer. The tracer distribution in the electrophoretic gels was determined autoradiographically using a photostimulable phosphor plate which in connection with an imaging analyzer (BAS 1000 Fuji Film, Tokyo, Japan) allows the quantitative analysis of the ^{75}Se activity in the separated proteins.

Results and Discussion

From Figure 2 which shows the distribution of the labeled proteins or protein subunits in the homogenate of kidney, and it can be seen that after separation by SDS-PAGE a large number of selenium-containing proteins with molecular masses between 8 kDa and 116 kDa could be distinguished.

Some of these selenium-containing proteins were identified as seleno-cysteine–containing proteins.

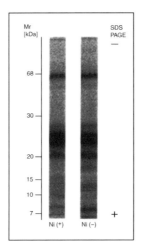

Fig. 2:   **Autoradiogram of ^{75}Se-labeled proteins in the homogenate of rat kidney after SDS-PAGE.**

After fractionation of the homogenate of rat kidney by differential centrifugation the selenium-containing proteins were found to be unevenly distributed among the cell compartments. Figure 3 shows as an example the autoradiogram of ^{75}Se-labeled proteins in some subcellular fractions of the kidney, an organ in which selenium is contained in relatively high concentrations (11).

By two-dimensional separation by isoelectric focusing and SDS-PAGE some of the labeled bands could be further resolved. Figure 4 shows as an example the autoradiogram of ^{75}Se-labeled proteins in the homogenate of rat kidney with the ^{75}Se-containing spots separated in this way.

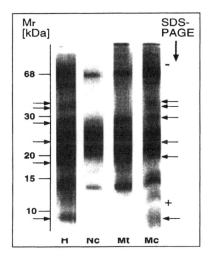

Fig. 3:   Autoradiogram of the selenium-containing proteins in the homogenate (H), nuclear (Nc), mitochondrial (Mt) and microsomal (Mc)
fraction of the rat kidney after labeling in vivo with ^{75}Se and protein separation by SDS-PAGE (15% gel)

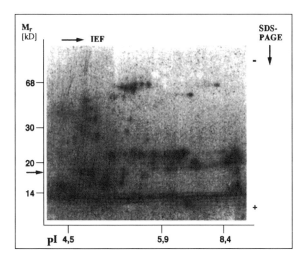

Fig. 4:   Selenium-containing proteins in the microsomal fraction of rat kidney after two dimensional electrophoresis (SDS-PAGE 15 % Gel).

Seventeen ^{75}Se-labeled bands were present in the cytosols of several tissues. Of those two with molecular masses of 20 and 23-25 kDa, which were identified as the phospholipid hydroperoxide glutathione peroxidase and the subunits of glutathione peroxidase, were also found to be membrane-bound. In addition six further membane-bound selenium-containing proteins with the apparent molecular masses of 6-8, 18, 22, 28, 36 and 38 kDa have been detected.

Of those the 28 kDa-protein, which was found in the microsomal fractions of liver, kidney and thyroid was identified as the selenoenzyme type I iodothyronine deiodinase (12-14)

The second protein which we investigated in more detail, was characterized as the 18 kDa-mitochondrial selenoprotein. It was found to be enriched in the mitochondrial membranes of kidney (15).

A protein with an apparent molecular mass of 22 kDa and the 23-25 kDa-protein band were found to be relatively strongly labeled in the nuclei membranes of kidney. After treatment of the membranes of the renal nuclei with detergents, solubilisation of the proteins, chromatographic separation, SDS-PAGE, removal of the labeled 22 kDa band and coelectrophoresis with the protein complex of 23-25 kDa we found that the two labeled bands did not migrate in the same way (16).

Two further membrane-bound proteins with molecular masses of 36 and 38 kDa were localized in the microsomal membrane of kidney.

The smallest membrane-bound selenium-containing protein with a molecular mass in the 6-8 kDa range was localized in the 100.000 x g microsomal fraction of kidney. After treatment of this fraction with Tris-buffer containing several detergents and recentrifugation at 150.000 x g this protein was found in the pellet, which contained the microsomal membrane. The ^{75}Se-tracer could not be removed from the protein by long-time dialysis against water or Tris-buffer (pH 4 – pH 8). This suggest this compound is a selenium-containing protein rather than a selenium-binding protein.

So far nothing is known about the biological significance of the newly found membrane-bound selenium-containing proteins, but it may be assumed, that, similar to the selenoenzymes already identified, they too may have important physiological functions.

References

1. Behne, D., Kyriakopoulos, A., Weiss-Nowak, C., Kalcklösch, M., Westphal, C., Geßner, H. (1996) Biol. Trace Element Res .55: 99-110
2. Behne, D., Scheid, S., Hilmert, H., Geßner, H. (1990) Biochim. Biophs. Acta 966: 12-16
3   Chambers, J A A., Rickwood D. (1978) In:Rickwood, D., ed: Centrifugation: a practical approach. London: Information Retrieval, pp. 33-47
4. Behne, D., Scheid, S., Kyriakopoulos, A. and Hilmert, H. (1990) Biochim. Biophys. Acta 1033: 219-223
5. Bradford, M M. (1976) Anal. Biochem 72: 248-254
6. Bingham, P M (1981) Cell 25: 693-699
7. Greenawalt, J W., Schnaitman C. (1970) J. Cell Biol. 46:173-179
8. Laemmli, U K. Nature (1979) 227: 680-685
9. Klose, J. (1983) In: Tschesche H, ed. Modern methods in protein chemistry-review articles Berlin: Walter de Gruyter pp. 48-78
10. Jungblut, P., Eckerskorn, C., Lottspeich, F., Klose, J. (1990) Electrophoresis 11: 49-78
11. Behne, D and Wolters, W. (1983) J. Nutr. 113: 456-461
12. Behne, D., Kyriakopoulos, A., Meinhold, H., Köhrle, J. (1990) Biochem. Biophys. Res. Commun. 173:1143-1149
13. Arthur, RJ., Nicol, F., Beckett, GJ. (1990) Biochem. J. 272: 537- 540
14. Berry, M J., Banu, L., Larsen, P R. (1991) Nature 349: 438-440
15. Kyriakopoulos, A., Hammel, C., Geßner, H., Behne, D. (1996) Amer. Biotechnol. Laboratory 7: 22 (A3)
16. Kyriakopoulos, A., Pfeifer, H., Hammel, C., Röthlein, D., Geßner, H Behne, D. (1997) Mengen- und Spurenelemente. Arbeitstagung. 5-6. Dez. (Hrg. M. Anke) 438-447, Verlag: H. Schubert, Leipzig

Authors' address:

A. Kyriakopoulos, H. Bertelsmann, Alexandra Graebert, D. Behne
Hahn-Meitner-Institut
Dept. Trace Molecular Trace Element Research in the Life Sciences
Glienicker Str. 100
D-14129 Berlin
Germany

Eigenschaften von Selenoprotein P aus der humanen Leberkarzinom Zellinie HepG2

Kirsten Hesse-Bähr, Inge Dreher, Cornelia Schmutzler, Jutta Meißner-Weigl und Josef Köhrle, Würzburg

Zusammenfassung

Ein Western Blot wurde mit Immunglobulin (Ig)-Fraktionen aus Kaninchen und Hühnereiern gegen Peptide der N- und der C-Region von Selenoprotein P (SeP) etabliert. Mit Ig Präparationen aus Kaninchen detektierte scharfe Banden für Zellysate aus der Leberkarzinom-Zellinie *HepG2* und der Kolonkarzinom-Zellinie *Caco-2* zwischen 53,5 und 81 kDa liegen im Bereich, in dem Signale für SeP zu erwarten sind. Mit Ig Präparationen aus Hühnereiern detektierte Banden für Zellysate aus *HepG2* und der follikulären Schilddrüsen-Zellinie *FTC-238* bei 81 kDa (C-regionales Peptid) und zwischen 37 und 53,5 kDa (N-regionales Peptid) könnten durch unterschiedlichen Glykosylierungsgrad, vorzeitigen Abbruch der Translation am UGA/Stop-Kodon oder das Auftreten verschiedener Isoformen von SeP (1), Degradation oder Kreuzreaktionen anderer Proteine bedingt sein. Die 14.-19. Aminosäure des N-regionalen Peptids (14.-28. Aminosäure) sind Teil der Sequenz des Signalpeptids (1.-19. Aminosäure). Dies könnte die Erkennung des nicht prozessierten SeP ermöglichen. Die Stabilität der im Western Blot nachgewiesenen Proteine und deren Erkennung durch die Ig-Präparationen aus Hühnereiern ist nach mehrmaligem Auftauen der Proben und Lagerung bei Raumtemperatur nicht mehr gewährleistet.

Einleitung

Nachdem Selen 1957 als essentielles Spurenelement identifiziert wurde, wurden viele Selenoproteine mit einer breiten Verteilung in eukaryontischen Geweben entdeckt. Für einige menschliche Selenocystein-haltige Proteine sind enzymatische Funktionen bekannt: Deiodasen sind an der Regulation der Sekretion von Schilddrüsenhormonen (SDH) durch die Schilddrüse und an der Aktivierung von SDH in peripheren Geweben beteiligt. Andere Selenoproteine wie die Glutathionperoxidasen wirken in antioxidativen und Zell-protektiven Reaktionen mit. Die biologische Funktion einer Reihe von Selenoproteinen konnte jedoch bisher nicht geklärt werden. Eines von ihnen ist Selenoprotein P (SeP), ein stark glykosyliertes Plasmaprotein mit 7-8 Selenocystein-Resten je Molekül. In Rattenserum konnten Isoformen von SeP nachgewiesen werden, die vermutlich durch einen vorzeitigen Abbruch am Opal/Stop-Kodon für Selenocystein entstehen (1). Nachdem in unserer Gruppe der humane SeP Promotor kloniert und charakterisiert wurde (2), ist ein weiteres Ziel die Analyse der Expression und der Regulation von SeP auf der Proteinebene durch Etablierung eines spezifischen, immunologischen Nachweises. Die Detektion von SeP könnte auch von klinischer Relevanz sein, da bereits eine gute Korrelation zwischen der SeP-Konzentration im Plasma und dem Selenstatus gefunden wurde (3). Daher wurde ein Western Protokoll etabliert.

Material und Methoden

Zellkultur und Herstellung der Zellysate: Die humanen Zellinien *HepG2* (Leberkarzinom), *Caco-2* (Kolonkarzinom) und *FTC-238* (follikuläres Schilddrüsenkarzinom) wurden in ihren spezifischen Medien kultiviert. Die konditionierten Medien wurden abgenommen. Nach zweimaligem Waschen der adhärenten Zellen mit "phosphate buffered saline" (PBS) wurden sie in PBS mit oder ohne Proteinase-Inhibitor-Cocktail geerntet, sonifiziert und zentrifugiert.

Herstellung von Immunglobulin-Präparationen: Kaninchen und Hühner wurden mit synthetischen, antigenen Peptiden der N- und der C-Region von SeP immunisiert. Anschließend wurden Ig-Fraktionen aus den Kaninchenseren durch Na_2SO_4-Fällung nach Kekwick (1940) und aus den Hühnereiern durch Salzfraktionierung (Davis, Regenburg) präpariert und im Western Blot eingesetzt.

Etablierung eines Western Protokolls: Die Proteine der Zellysate und der konditionierten Medien wurden in einer SDS-PAGE (12% Polyacrylamidgel) aufgetrennt und mittels Elektroblot auf Nitrocellulose-Membranen transferiert (4). Die Membranen wurden blockiert, mit den Ig-Präparationen inkubiert und gewaschen. Anschließend erfolgte eine Inkubation mit Peroxidase markiertem zweitem Antikörper (anti-Kaninchen bzw. anti-Huhn), eine weitere Waschprozedur und die Detektion im ECL-System. Proben mit und ohne Protease-Inhibitor Zusatz, 1-3x aufgetaute Proben und Proben, die 4h bei Raumtemperatur gelagert wurden, wurden analysiert.

Ergebnisse und Diskussion

Immunglobulin-Präparationen aus Kaninchen gegen das N- und das C-regionale Peptid von SeP ergaben für die Zellysate und konditionierte Medien von *HepG2* im Western Blot spezifische Signale zwischen den Markerbanden von 81 und 53,5 kDa, dem Bereich, in dem Signale für SeP zu erwarten sind. Auch für Zellysate der Kolonkarzinom-Zellinie *Caco-2* wurden in diesem Bereich Western Blot Signale mit Ig-Präparationen aus Kaninchen gegen das C-regionale Peptid detektiert. Die detektierten Banden der Zellysate erscheinen scharf gegenüber denjenigen der entsprechenden konditionierten Medien, da vermutlich in den Zellen ein hoher Protein-Anteil unvollständig glykosyliert vorliegt. Das Auftreten von Einzel- und Doppelbanden ist konzentrationsabhängig und wurde auch unter Einsatz der Ig-Präparationen aus Hühnereiern beobachtet. Die Detektion von Signalen in unterschiedlichen Zellinien (*HepG2, Caco-2* u.a.) korreliert mit Daten aus Northern Analysen (5). Dies zeigt, daß SeP nicht, wie lange angenommen, gewebespezifisch nur in der Leber exprimiert wird, sondern offensichtlich von unterschiedlichen Zellen oder Geweben in unterschiedlicher Konzentration.

Immunglobulin-Präparationen aus Hühnereiern gegen das N-regionale Peptid von SeP ergaben für frische, FCS-freie bzw. FCS-arme Zellysate von *HepG2* im Western Blot Signale zwischen den Markerbanden von 37 und 53,5 kDa, gegen das C-regionale Peptid bei 81 kDa und zwischen 53,5 und 81 kDa. Auch für Zellysate der follikulären Schilddrüsen-Zellinie *FTC-238* wurden in diesem Bereich Western Blot Signale detektiert. Damit liegen die mit den Ig-Präparationen aus Hühnereiern detektierten Banden für Zellysate unerwartet hoch (C-regionales Peptid) bzw. niedrig (N-regionales Peptid). Mögliche Ursachen könnten unterschiedlicher Glykosylierungsgrad, vorzeitiger Abbruch der Translation am UGA/Stop-Kodon oder das Auftreten verschiedener Isoformen von SeP sein (1). Auch die Möglichkeiten der Degradation und ggf. eine Detektion anderer Proteine sind in Betracht zu ziehen. Da die 14. bis 19. Aminosäure des N-regionalen Peptids (14.-28. Aminosäure) Teil der Sequenz des Signalpeptids (1.-19. Aminosäure) ist, könnte das vollständig prozessierte SeP nicht erkannt werden.

Stabilität und Lagerung der Zellysate: Zellysate von *HepG2* ohne Protease-Inhibitor zeigten mitunter veränderte Signale im Western Blot: Mit Ig-Präparationen aus Hühnereiern gegen das C-regionale Peptid wurde nur noch die untere der Doppelbanden detektiert. Nach mehrfachem Wiederauftauen Protease-Inhibitor freier Zellysate wurde SeP offensichtlich von den Ig-Präparationen aus Hühnereiern nicht mehr zuverlässig erkannt.

Tab. 1:   Antigene Peptide der N- und der C-Region von SeP.

	Peptid der N-Region von SeP	Peptid der C-Region von SeP
Sequenz	^+H_3N-LPSGGTESQDQSSLC-COO$^-$	^+H_3N-QHRQGHPENRDMPAC-COO$^-$
Amino-säuren	15	15
Molekular-gewicht	1507 Da	1775 Da
Isoelektr. Punkt	3,36	7,25
Löslichkeit	leicht alkalisch wasserlöslich	wasserlöslich

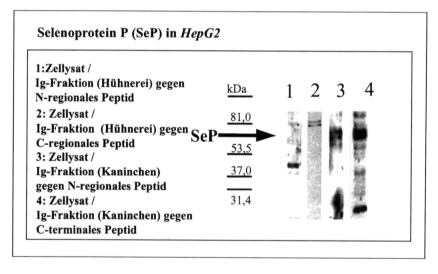

Selenoprotein P (SeP) in *HepG2*

1:Zellysat /
Ig-Fraktion (Hühnerei) gegen
N-regionales Peptid

2: Zellysat /
Ig-Fraktion (Hühnerei) gegen
C-regionales Peptid

3: Zellysat /
Ig-Fraktion (Kaninchen)
gegen N-regionales Peptid

4: Zellysat /
Ig-Fraktion (Kaninchen) gegen
C-terminales Peptid

kDa   1 2 3 4

81,0

SeP→

53,5

37,0

31,4

Abb1.   Western Blot mit Immunglobulin-Präparation aus Hühnereiern gegen das N-regionale Peptid und das C-regionale Peptid von Selenoprotein P

Literatur

1. Chittum, H S, S Himeno, K E Hill, R F Burk. Multiple forms of selenoptotein P in rat plasma. Arch Biochem Biophys 1996; 325: 124-128.

2. Dreher I., Jakobs T.C., Köhrle J. (1997): Cloning and Characterization of the Human Selenoprotein P Promoter. J. Biol. Chem. 272(46): 29364-29371.

3. Persson-Moschos M., Hung W., Srikumar T.S., Akesson B. (1995): Selenoprotein P in serum as a biochemical marker of selenium status. Analyst 120: 833-836.

4. Köhrle,J, Rasmussen, U B, Ekenbarger, D M, Alex, S, Rokos, H, Hesch, R D, Leonard, J L. Affinity Labeling of Rat Liver and Kidney Type I 5'-Deiodase. J Biol Chem 1990; 265: 6155-6163.

5. Dreher I., Schmutzler C., Jakob F., Köhrle J. (1997): Expression of Selenoproteins in Various Rat and Human Tissues and Cell Lines. J Trace Elements Med Biol 11: 83-91.

Anschrift der Autoren

Kirsten Hesse-Bähr, Inge Dreher, Cornelia Schmutzler, Jutta Meißner-Weigl, J. Köhrle
Klinische Forschergruppe und Abteilung für Molekulare Innere Medizin
Medizinische Poliklinik der Universität Würzburg
Röntgenring 11
D-97070 Würzburg

Speziation von Metalloenzymen im Cytosol von Erythrozyten

Andrea Raab und Peter Brätter, Berlin

Zusammenfassung

Der Erythrozyt enthält Metalloenzyme mit antioxidativer Kapazität, um Zellschäden durch freie Radikale zu verhindern. Zu diesen Enzymen zählt die eisenhaltige Katalase (CAT, Abbau von Wasserstoffperoxid), die selenhaltige Glutathion Peroxidase (GSH-Px, Abbau von Wasserstoffperoxid und Lipidperoxiden) und die kupfer-/zinkhaltige Superoxid Dismutase (SOD, Abbau von Superoxidanionradikalen). Alle drei Enzyme spielen auch beim Schutz der übrigen Körperzellen vor oxidativer Zerstörung eine wichtige Rolle. Die Aktivität und Menge der Enzyme ist von der Versorgung des Körpers mit dem assoziierten Metall abhängig, z.b. ist die GSH-Px Aktivität im Erythrozyten abhängig von der Selenversorgung.

Der Antioxidantiengehalt von Erythrozyten kann Informationen über oxidativen Streß (verursacht durch verschiedene Krankheiten / Medikamente) geben. Zum anderen kann, wenn die Enzymaktivität von den gebundenen Spurenelementen abhängig ist, diese zur Bestimmung des Spurenelementstatus verwendet werden und umgekehrt. Das Ziel dieser Arbeit war es, diese nicht routinemäßig in der Klinik gemessenen Enzyme in einem Arbeitsgang chromatographisch (SEC) zu trennen und mit Hilfe der ICP-MS anhand ihrer Metalle zu detektieren. Weiter war es für uns von Interesse zu versuchen, die Enzyme über die Elementprofile (Elementgehalte) zu quantifizieren.

Einleitung

Bei vielen Krankheiten (z.B. rheumatoider Arthritis [1]) wird die Beteiligung von Radikalen (Sauerstoffradikalen u.a.) diskutiert. Radikale und ihre Gegenspieler die Radikalfänger allen voran die antioxidativ wirksamen Enzyme stehen normalerweise im Gleichgewicht. Dieses kann durch verschiedenste Faktoren (z.B. Stress, Medikamente, Krankheiten) gestört werden. Bislang ist die Untersuchung dieses Gleichgewichts nur unvollständig möglich. Zum einen ist die direkte Messung von Radikalen in vivo nicht möglich, zum anderen sind viele der an diesem Gleichgewicht beteiligten Substanzen nicht besonders stabil. Auch ist der Anteil der verschiedenen Radikalfänger (Glutathion, Vit. E, Superoxid Dismutase, Katalase u.a.) an der Aufrechterhaltung des Gleichgewichtes noch nicht genau bekannt.

Eine der Zellarten, die auf Grund ihres hohen Sauerstoffgehalts Radikalfänger in hoher Konzentration enthält, ist der Erythrozyt. Er bietet sich daher als Untersuchungsmaterial für die Bestimmung des Antioxidantienstatus an.

Dieser läßt sich zum einen durch die Messung unterschiedlicher Substanzen (Enzymaktivität von SOD, CAT, GSH-Px, und Gehalt von Glutathion (red./ox.) u.a.) bestimmen. Als Alternative dazu bietet sich, zumindest für die interessierenden Enzyme, die Spurenelement-Speziation an. Alle drei Enzyme sind Metalloenzyme, deren Metalle mit der ICP-MS „online" gemessen werden können. Läßt sich eine Trennung der Enzyme von anderen ebenfalls Selen, Kupfer, Zink oder Eisentragenden Enzymen oder Proteinen erreichen, so kann die Menge der in der Probe vorhandenen antioxidativ wirksamen Enzyme entweder über eine Kalibierung mit gereinigten Enzymen oder über den Elementgehalt bestimmt werden. Es sollte daher möglich sein den Status der Antioxidantien im Erythrozyten über die Speziation der Spurenelemente zu bestimmen.

Material und Methoden

Für die Gewinnung der Blutzellen wurde entweder EDTA-Blut oder Vollblut ohne Zusätze verwendet. Nach der Abtrennung des Plasmas / Serums wurde die Zellfraktion 3 mal mit physiologischer Kochsalzlösung gewaschen. Das Zellkonzentrat wurde nach dem letzten „Waschen" portioniert tiefgefroren. Die Probe wurde vor der Messung aufgetaut, lysiert und dann 1 h bei 14000 g zentrifugiert um größere Membranbestandteile abzutrennen, bevor sie mit destilliertem Wasser verdünnt wurde.

Die chromatographische Trennung des Zell-Lysats wurde mit verschiedenen Säulenmaterialien und Puffern versucht. Alle dabei verwendeten Chemikalien waren von höchstmöglicher Reinheit. Um eine Zerstörung der Metall-Proteine-Komplexe auf Grund von Wechselwirkungen mit dem Säulenmaterial oder Puffer zu vermeiden und die Kompatibilität mit dem Elementdetektor zu gewährleisten wurden nur Säulenmaterialien mit Größenausschußeigenschaften eingesetzt.

Die Kopplung der Säule mit dem Elementdetektor (ICP-MS Elan 6000, Perkin Elmer) wurde über eine Verbindung des Säulenausgangs mit dem Zerstäuber (Cross-

Flow + Scott-Kammer) der ICP-MS erreicht.
Als geeignetes Säulenmaterial, für die von uns gesuchten Enzyme, erwies sich Fractogel BioSec EMD (Merck, Darmstadt). Das Eluens besteht aus 5 mM TRIS (pH 7.20). Eine damit gefüllte 16 x 600 mm Säule läßt sich mit einer Flußrate von 2 ml/min betreiben und „verträgt" ein Probenvolumen von unverdünnt 100 μl Zell-Lysat. Auf Grund der hohen Viskosität des Lysats wird dieses 1:5 mit destilliertem Wasser verdünnt (Tab. 1).

Tab. 1: Trenn-Parameter

HPLC-Einstellungen		ICP-MS-Einstellungen	
Säule	Fractogel BioSec EMD (16*600 mm)	ICP-MS	Elan 6000
Puffer	5 mM TRIS pH 7.20	Zerstäuber	Cross-Flow + Scott-Kammer
Fluß	2 ml/min	Zerstäubergasfluß	Optimal (Rh-Intensität)
Probe	Zell-Lysat 1:5 verdünnt	HF-Leistung	Optimal (Rh-Intensität)
Probenvolumen	500 μl	Linseneinstellung	variabel („Autolens")

Ergebnisse und Diskussion

Mit Hilfe der Spurenelement-Speziation lassen sich im Erythrozyten-Lysat neben den spezifisch für die Funktion der Enzyme notwendigen Elemente (Kupfer, Eisen, Selen, Zink) auch andere spezifisch an Proteine gebundene Elemente (wie Cadmium und Blei) nachweisen.
   Bei der Trennung von Erythrozyten-Lysat auf einer Fractogel BioSec EMD Säule und anschließender Elementdetektion mit der ICP-MS wird das Hämoglobingebundene Eisen (eluiert meist in 2 Peaks) von 1 – 2 weiteren eisenhaltigen Proteinen isoliert. Eines dieser Proteine ist die eisenhaltige Katalase (Abb. 1).

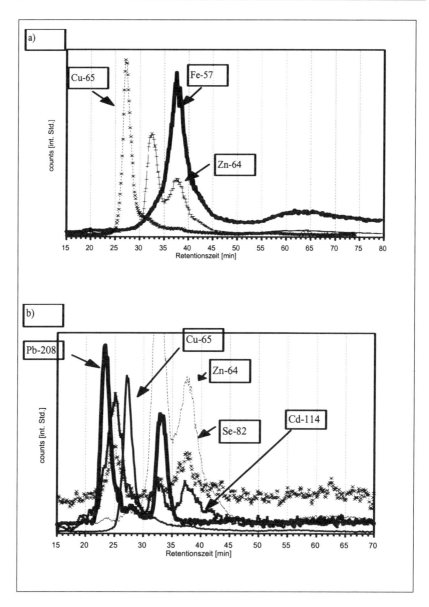

Abb. 1a, b: Trennung von Erythrozyten-Lysat, Trennbedingungen:
Fractogel BioSec EMD 5 mM TRIS pH 7.20

Das bei der Retentionszeit von 27 min gemeinsam mit Zink eluierende Kupfer ist an die Superoxid Dismutase gebunden. Ein weiteres Kupfersignal tritt vereinzelt bei ca. 31 min auf, dieses Signal konnte bislang nicht identifiziert werden.

Für das Element Zink werden fünf bis sechs Signale gefunden. Zu den im Erythrozyten vorkommenden zinkhaltigen Proteinen zählen unter anderem die beiden Isoformen der Carboanhydrase (CA I und CA II), die Superoxid Dismutase (SOD), die δ-Aminolevulinat Dehydratase (ALAD) und das Metallothionein (MT). Während die SOD neben Zink auch Kupfer enthält, kann die ALAD (Retentionszeit zwischen 21 und 25 min siehe Abb. 2) Blei binden. Das Metallothionein bindet alle zweiwertigen Metallionen (Retentionszeit zwischen 29 und 34 min siehe Abb. 2).

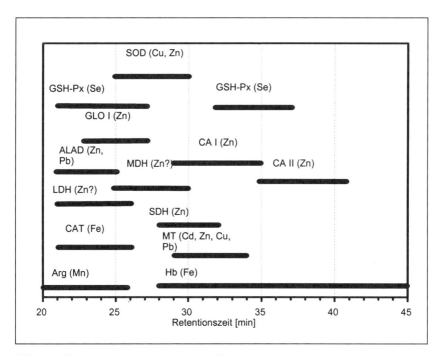

Abb. 2: Retentionszeiten gereinigter Proteine

Das im Erythrozyten vorkommende Blei ist an mindenstens 3 getrennt eluierende Proteine gebunden. Von diesen coeluieren die bei ca. 24 (ALAD) und 33 min
erscheinenden Signale mit Zink, während das bei 27 min eluierende Blei gemeinsam
mit Kupfer und Zink erscheint.

Die selenhaltigen Signale bei 25, 33 und 38 min coeluieren jeweils mit Cadmium (Abb. 1b). Als einziges Selenoprotein im Erythrozyten ist die zelluläre Glutathion Peroxidase (GSH-Px) bekannt. Bei einer hohen Selenaufnahme wird Selen auch
in andere Proteine (z.B. Hämoglobin [2]), vor allem in Form von Selenomethionin,
eingebaut. Da die Anzahl der selenhaltigen Peaks unter anderem von der „Standzeit"
der Probe bei Raumtemperatur abhängig ist, liegt die Vermutung nahe, daß das Signal bei 33 min durch eine Untereinheit der Glutathion Peroxidase verursacht wird
(siehe auch Abb. 2 und 3).

Für eine klinische Anwendung der Speziation von Spurenelementen in Erythrozyten-Lysat ist die Identifizierung und Quantifizierung der einzelnen Metall-Protein-
Komplexe notwendig. Ein erster Schritt für die Identifizierung ist die Trennung
gereinigter Proteine / Enzyme und der Vergleich ihrer Retentionszeiten und Spuren-
elementmuster mit dem Chromatogramm des Zell-Lysats (Abb. 2).

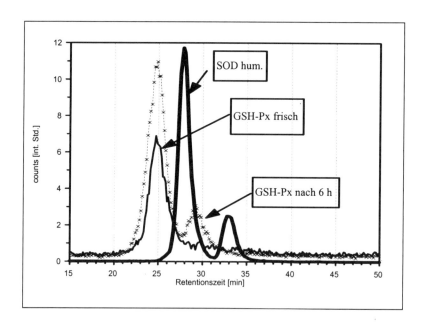

**Abb 3:   Zerfall gereinigter GSH-Px in Abhängigkeit der Standzeit und
"Reinheit" gereinigter SOD**

Bei der von uns verwendeten Säulengröße von 16 x 600 mm eluieren die Metalloproteine mit Ausnahme des Hämoglobins zwischen 20 und 40 min. Die Trennung von gereinigten Proteinen läßt erkennen, dass eine Bestimmung der CA II-Menge über die Fläche des zwischen 35 und 41 min eluierenden Zinksignals möglich sein müßte, wogegen eine Bestimmung der SOD und CA I über das gebundene Zink Schwierigkeiten bereiten wird, da in diesem Bereich weitere zinkhaltige Proteine zu erwarten sind. Die Katalase eluiert vor dem Hämoglobin zwischen 21 und 26 min. Ihre Bestimmung über die Peakfläche müßte möglich sein, ist aber sicher mit einem großen Fehler behaftet, da das an Hämoglobin gebundene Eisen in sehr viel höherer Konzentration vorliegt.

Bei der Trennung der selenhaltigen Glutathion Peroxidase stellte sich heraus, daß dieses Enzym nicht für längere Zeit unter dem Einfluß von Luftsauerstoff stabil ist (Abb. 2 und 3). Dies läßt sich auch bei der Untersuchung der Enzymaktivität in Zell-Lysaten beobachten. Die Aktivität nimmt mit zunehmender „Standzeit" der Probe ab, da die Untereinheit der tetrameren GSH-Px praktisch keine enzymatische Aktivität besitzt (vgl. auch Abb. 5). Ähnliche Probleme können natürlich auch mit anderen bislang nicht genauer untersuchten Proteinen auftreten. Ein weiteres Problem, das bei der Bestimmung von Retentionszeiten mit Hilfe gereinigter (kommerziell erhältlicher) Proteine auftritt, ist die häufig mangelhafte Reinheit der Probe. Diese schwankt zudem von Batch zu Batch, ebenso wie der Spurenelement-Gehalt des Proteins, der durch die verschiedenen Reinigungsprozeduren beeinflußt wird. Letztes wirkt sich besonders erschwerend bei der Bestimmung der Enzymmenge über die Kalibierung mit „Reinproteinen" aus.

Der nächste Schritt bei der Identifizierung der auftretenden Signale ist die Messung der Enzymaktivität in den Fraktionen des Chromatogramms. Damit läßt sich zum einen die Retentionszeit des jeweiligen Enzyms verifizeren, zum anderen läßt sich über die Enzymaktivität vor und nach der Trennung die Wiederfindung des nativen Enzyms berechen. Letzteres ist besonders für die spätere quantitative Anwendung der Methode bei klinischen Proben notwendig, da nur bei angenähert 100 % Wiederfindung der Enzymaktivität ein Einsatz in der Praxis sinnvoll ist (Abb. 4 a, b und 5).

Die hundertprozentige Wiederfindung der Enzymaktivität ist bei Metalloenzymen nur möglich, wenn das Enzym während der Trennung nicht „beschädigt" wird. Es darf unter den gewählten Trennbedingungen weder in Untereinheiten zerfallen, noch darf das für die enzymatische Aktivität notwendige Metall verloren gehen.

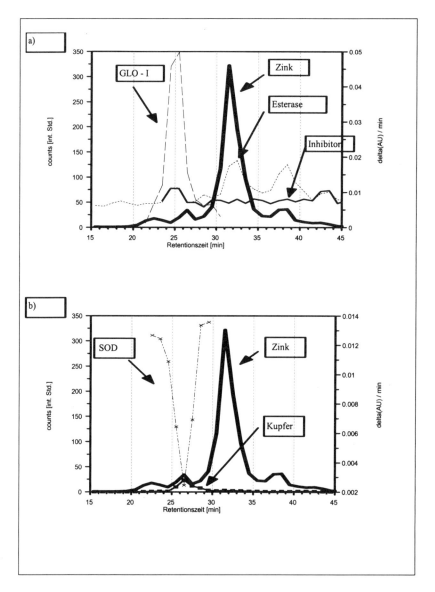

Abb. 4: Zink-„Spur" von Erythrozyten-Lysat. a) Esteraseaktivität der einzelnen Fraktionen (mit und ohne Hemmung der CA-Isoenzyme)
und Aktivität der Glyoxalase I. b) Aktivität der SOD, Zink- und
Kupfer-"Spur"

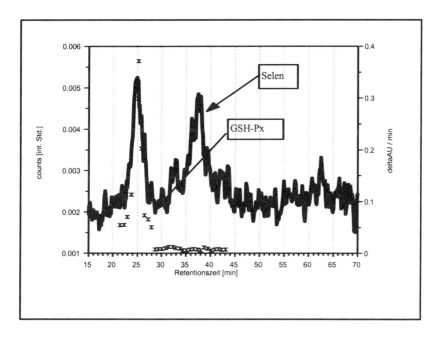

Abb. 5: **Selen-„Spur" von Erythrozyten-Lysat und Aktivität der Glutathion Peroxidase**

Die beiden laut Literatur mengenmäßig wichtigsten Zinkenzyme im Erythrozyten sind die CA I und II. Beide Isoenzyme lassen sich über eine Esterasereaktion [3] mit p-Nitrophenylacetat als Substrat leichter nachweisen als über ihre eigentliche Reaktion ($CO_2 + H_2O \rightarrow H_3CO_2$). Das Problem der Unspezifität dieser Reaktion wird durch eine Subtraktionsmessung umgangen. Zunächst wird die gesamte Esteraseaktivität gemessen. Dann wird die Messung erneut durchgeführt und die CA spezifisch mit Azetazolamid gehemmt. Mißt man die Esteraseaktivität (p-Nitrophenylacetat $\xrightarrow{\text{(Esterase)}}$ p-Nitrophenol) in den einzelnen Fraktionen, so zeigt sich, dass in 4 Bereichen des Chromatogramms esteraseaktive Enzyme vorhanden sind. Werden die CA-Isoenzyme spezifisch gehemmt fallen 2 Esterasesignale weg (Abb. 4a). Von den beiden nicht hemmbaren Peaks koeluiert der erste (bei 25 min) mit Zink, dieser wurde über eine spezifische Reaktion als Glyoxalase I (zinkhaltiges Enzym) identifiziert. Der Esterasepeak bei 43 min ist bislang nicht weiter untersucht worden, entspricht aber wahrscheinlich der im Erythrozyten vorhandenen sauren Phosphatase (diese ist kein Metalloenzym).

Die kupfer-/zinkhaltige SOD läßt sich über die Hemmung der Autooxidation von Pyrogallol nachweisen (Reaktion nach Marklund [4]). Das farblose Pyrogallol wird im alkalischen Milieu durch Superoxidanionradikale zu einem bräunlichen Produkt oxidiert. Die Superoxidanionradikale sind gleichzeitig das Substrat der SOD und werden von diesem Enzym zu Sauerstoff und Wasserstoffperoxid umsetzt. Die SOD - Aktivität läßt sich im erwarteten Zeitfenster nachweisen (Abb. 4b). Die Wiederfindungsrate für die beiden CA-Isoenzyme, die Glyoxalase I und die SOD liegt bei 100 ± 5 %.

Die Aktivität der Enzyme läßt sich nur bedingt über den Spurenelementgehalt des betreffenden Enzyms bestimmen. Zum Beispiel ist die Aktivität der SOD zwar von der gebundenen Kupferkonzentration abhängig [siehe z.B. die Arbeit von Uauy [5]], sie hängt aber auch vom Glykolisierungsgrad des Enzyms ab [6].

Bei der selenhaltigen GSH-Px unterscheidet sich die Verteilung der Enzymaktivität und das Elutionsprofil des Selens (Abb. 5). Die GSH-Px Aktivität wurde mit Hilfe der von Günzler et al. [7] entwickelten Methode gemessen. Die Hauptaktivität des Enzyms und das erste Selensignal koinzidieren bei einer Retentionszeit von 25 min. Die Messung der GSH-Px Aktivität zwischen ca. 30 und 45 min wird durch das in diesem Bereich ebenfalls eluierende Hämoglobin erschwert. Um die von Hämoglobin verursachten Nebenreaktionen bei der Aktivitätsmessung in Grenzen zu halten müssen die einzelnen Fraktionen zum Teil stark verdünnt werden. Dadurch kann eine geringfügige GSH-Px Aktivität, verursacht durch eine Untereinheit des Enzyms, in diesem Retentionsbereich kaum noch nachgewiesen werden. In Abb. 5 läßt sich bei 33 min eine geringfügige enzymatische Aktivität erkennen. Die Wiederfindungsrate der GSH-Px Aktivität liegt je nach Standzeit der Probe vor der chromatographischen Trennung und Standzeit der Fraktionen vor der enzymatischen Messung zwischen 70 und 90 %.

Bevor eine Quantifizierung der so identifizierten Enzyme aus den Elementprofilen erfolgreich verläuft, muß geklärt werden, welche der Elementsignale von nur einem Protein / Enzym herrühren und unter welchen Signalen sich weitere Proteine verbergen, die möglicherweise das gleiche Metall binden.

Der nächste Schritt muß somit die Trennung der einzelnen Fraktionen mit einer anderen Trennmethode sein. Eine Möglichkeit der Trennung stellt die SDS-Gelelektrophorese dar. Dabei wandern die Untereinheiten der jeweiligen Proteine im elektrischen Feld je nach Größe unterschiedlich weit. Die Molekülgröße kann an Hand von gleichzeitig getrennten Markerproteinen abgeschätzt werden. Bei geeigneter graphischer Darstellung der Gele läßt sich das Ergebnis der ICP-MS Messung (Elementspur) über die Proteinspuren der Polyacrylamidgele legen (Abb. 6 Polyacrylamidgele mit Silberfärbung und die zugehörige Zinkspur).

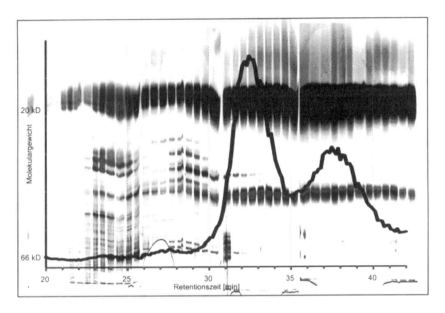

Abb. 6: Gelelektrophorese von Fraktionen (Erythrozyten-Lysat getrennt auf Fractogel BioSEC EMD, 5 mM TRIS pH 7.20)

Sowohl für die Elektrophorese als auch für die ICP-MS Messung wurde dieselbe Probe verwendet. Es läßt sich erkennen, dass der CA II Peak außer dem „obligaten" Hemoglobin wahrscheinlich keine weiteren Proteine, die eventuell auch zinkhaltig sind enthält. Im Gegensatz dazu eluiert mindestens ein weiteres Protein gemeinsam mit der CA I (neben dem Hämoglobin 31 - 35 min). Bei 31 min fällt die nur in diesem Bereich auftretende Häufung hochmolekularer Spezies auf. Dieses Phenomen ist reproduzierbar und wird möglicherweise durch eine Komplexbildung einzelner Proteine mit dem in diesem Bereich beginnenden Hemoglobin verursacht. Die Untereinheit der SOD bei ca 15000 Da läßt sich nicht erkennen. Diese Bande geht in der dominanten Bande des Hämoglobins unter. Das bei etwa 23 min eluierende zinkhaltige Protein(gemisch) besteht unter anderem aus der ALAD, deren Untereinheit im SDS-Gel bei ca. 36300 Da klar erkennbar ist. Diese Bande kann allerdings ebenso der LDH, der MDH oder der enzymatisch noch nicht bestimmten GAPDH zugeordnet werden. Alle 4 Enzyme haben Untereinheiten mit etwa derselben Molekularmasse. Eines der Probleme bei der SDS-Gelelektrophorese, sowie sie von uns durchgeführt wurde, ist die mangelnde Auflösung im Massenbereich unter 20000 Da und die Überladung des Gels mit Hämoglobin (notwendig damit die anderen Proteine in ausreichender Menge vorhanden sind).

Diese Art der Auswertung läßt sich ebenfalls mit allen anderen interessierenden Elementen durchführen. Sie ergibt im Moment außer für die CA II noch kein klares Bild. Es sind weitere Trennungen mit anderen Methoden durchzuführen, bevor eine Quantifizierung aus dem Chromatogramm möglich ist.

Literatur

1. Leff, J.A. Autoimmune and Inflammatory Diseases. Adv. Exp. Med. Biol. 1994; 366:199-213.

2. Beilstein, M.A.; Whanger, P.D. Glutathion Peroxidase Activity and Chemical Forms of Selenium in Tissues of Rats given Selenite or Selenomethionine. J. Inorg. Biochem. 1988; 33:31 - 46.

3. Verpoorter, J.A.; Mehta, S.; Edsall, J.T. Esterase Activity of Human Carbonic Anhydrases B and C. J. Biol. Chem. 1967; 242:4221 - 4229.

4. Marklund, S.; Marklund, G. Involvment of the Superoxide Anion Radical in the Autoxidation of Pyrogallol and a Convenient Assay for Superoxide Dismutase. J. Biochem. 1974; 47:469 - 474.

5. Uauy, R.; Castillo-Duran, C.; Fisberg, M.; Fernandez, N.; Valenzuela, A. Red Cell Superoxide Dismutase Activity as an Index of Human Copper Nutrition. J. Nutr. 1985; 115:1650 - 1655.

6. Kawamura, N.; Ookawara, T.; Suzuki, K.; Konishi, K.; Mino, M.; Taniguchi, N. Increased Glycated Cu,Zn-Superoxide Dismutase Levels in Erythrocytes of Patients with Insulin-Dependent Diabetis Mellitus. J. Clin. Endoc. & Metabolism 1992; 74(6):1352 - 1254.

7. Günzler, W.A.; Kremer, H.; Flohé, L.; An Improved Coupled Test Procedure for Glutathione Peroxidase (EC 1.11.1.9.) in Blood. Z. Klin. Chem. Klin. Biochem. 1974; 12:444 - 448.

Anschrift der Autoren:

Andrea Raab, P. Brätter
Hahn-Meitner-Institut, Abteilung NG
Glienickerstraße 100
D-14109 Berlin

Interaktionen zwischen Zink und toxischen Spurenmetallen

Bernd Elsenhans, München

Zusammenfassung

Wechselwirkungen zwischen Zink und nichtessentiellen, also potentiell nur toxischen Spurenmetallen sind im wesentlichen aus Untersuchungen an Tieren bekannt. Verallgemeinernd zeigen die wichtigsten davon, daß sich die Toxizität vieler Metalle, darunter auch umweltrelevanter Schwermetalle, wie Blei, Kadmium und Quecksilber, bei einem bestehenden Zinkmangel oder bei einer Unterversorgung mit Zink signifikant erhöht. Obwohl davon ausgegangen wird, daß in westlichen Industrienationen ein Zinkmangel nicht sehr verbreitet ist, läßt er sich für bestimmte Personengruppen nicht gänzlich ausschließen. In diesen Ländern liegen jedoch die Belastungen der Bevölkerung durch toxische Metalle gewöhnlich unterhalb eines kritischen Dosisbereichs. Daher spielen Wechselwirkungen zwischen Zink und toxischen Metallen für die Gesundheit der Menschen in diesen Regionen wahrscheinlich nur eine geringe Rolle.

Daß in weniger entwickelten Ländern das Auftreten eines Zinkmangels häufiger ist und zudem die Schwermetallbelastungen größer sind, kann mit Sicherheit angenommen werden. Inwieweit aber diese beiden Umstände zusammentreffen und ob dadurch entsprechende Wechselwirkungen dort für eine größere Anzahl von Menschen tatsächlich von toxikologischer Bedeutung sind, läßt sich aus Mangel an geeigneten Daten nicht beurteilen.

Einleitung

Ungeachtet ihres mengenmäßigen Anteils sind die meisten Elemente der Biosphäre Metalle. Dabei ist vorauszuschicken, daß wenn von Metallen in lebenden Organismen die Rede ist, immer deren verschiedene ionischen Zustände und nicht ihre elementaren Formen gemeint sind, da letztere abgesehen von ein paar Einzelfällen keine oder nur sehr geringe physiologische oder pathophysiologische Bedeutung besitzen. Einige Metalle werden als essentiell bezeichnet andere als toxisch. Die Bezeichnung essentiell beruht auf Beobachtungen von Mangelerscheinungen für bestimmte Metalle, welche im allgemeinen zu einem verzögerten Wachstum, Reproduktionsstörungen und Krankheitssymptomen bei verschiedenen Spezies führen, was durch die Verabreichung des fehlenden Metalls korrigiert oder verhindert werden kann, und was damit zusammenhängt, daß die entsprechenden Metalle nachweislich als Kofaktoren in körpereigenen, biologischen Reaktionen von Bedeutung sind. Wenn man diese Definition der Essentialität auf Säugetiere anwendet, müssen zumindest Eisen, Kupfer, Mangan, Molybdän und Zink als essentiell eingestuft werden. Da die als ausreichend angesehenen Mengen dieser Metalle in der Nahrung vergleichsweise gering sind, werden sie auch als Spurenmetalle bezeichnet.

Obwohl ohne gesicherten direkten Nachweis einer spezifischen Beteiligung an einer biologischen Reaktion die Interpretation eines nur optimierenden oder stimulierenden biologischen Effekts mancher Spurenmetalle im Sinne ihrer Essentialiät kontrovers ist, werden einige Spurenmetalle wie z.B. Chrom, Nickel und Vanadium gelegentlich als essentielle Spurenmetalle erachtet. Für diese Metalle, für die wesentlich geringere Mengen als essentiell angenommen werden und die man daher auch als Ultraspurenelemente bezeichnet [1] gibt es beim Menschen eigentlich keine Mangelsymptome, so daß sie für vorliegende Zusammenfassung als potentiell nur toxisch eingestuft werden.

Da nur die Dosis oder die resultierende Gewebekonzentration eines Metalles bestimmt, ob ein Metall toxische Wirkungen zeigt oder nicht, können selbstverständlich auch die essentiellen Spurenmetalle unter bestimmten Bedingungen toxisch sein. Natürliche Gegebenheiten und sicherlich zu einem größeren Ausmaße industrielle und landwirtschaftliche Aktivitäten können u.U. zu einer kritischen Akkumulation von Metallionen in der Umwelt und in der Nahrungskette beitragen [2]. Wenn die Akkumulation und damit die Aufnahme über einer tolerierbaren Schwelle liegen, können solche Metalle vielleicht weniger akut so doch chronisch toxisch sein. Dies mag in besonderem Maße für die meisten der nichtessentiellen Metalle zutreffen, für die der Organismus im wesentlichen keine eigenen Regelmechanismen entwickelt hat.

Metall-Metall-Wechselwirkungen

In biologischen Systemen und damit auch in Lebewesen beruht die Toxizität von nichtessentiellen Metallen auf konzentrationsabhängigen Wechselwirkungen mit organischen Strukturen und Stoffen wodurch die optimalen biologischen und physiologischen Funktionen beeinträchtigt, u.U. erheblich gestört werden können. Zu den damit in Zusammenhang stehenden Mechanismen gehören auch Wechselwirkungen zwischen essentiellen und nichtessentiellen Metallen. Grundsätzlich lassen sich zwei Arten solcher Metall-Metall-Wechselwirkungen unterscheiden: direkte und indirekte. Direkte beruhen auf dem Austausch oder Ersatz eines Metalles durch ein anderes, z.B. Bindung von Cr(III)- oder Al(III)-Ionen an Transferrin unter Austausch von Fe(III)-Ionen. Indirekte stellen Wechselwirkungen dar, in denen ein Metall den Transport oder die Speicherung eines anderen beeinflußt ohne einen gemeinsamen Liganden zu benützen, so z.b. können Ni(II)- oder Co(II)-Ionen über eine Induktion von Metallothionein die Bindung und Retention einiger anderer Metallionen beeinflussen ohne selbst von Metallothionein gebunden zu werden.

Toxikologische Bedeutung gewinnen Wechselwirkungen zwischen essentiellen und nichtessentiellen Metallen häufig dann, wenn entweder bei normaler Versorgung mit essentiellen Spurenmetallen die nichtessentiellen in übermäßigen oder bei defizitärer Versorgung mit essentiellen die nichtessentiellen in normalerweise tolerierten Mengen aufgenommen werden. Dies ergibt sich aus der Tatsache, daß der Organismus selbst eine Reihe von Metallen - definitionsgemäß essentielle -, in Form ionischer Verbindungen, für seine biologischen Funktionen benötigt. Unter den nichtessentiellen Metallen finden sich nun Schwer-, Übergangs- und Halbmetalle, von denen man annimmt, daß sie aufgrund chemischer Eigenschaften, die denen essentieller Spurenmetalle ähneln, über Wege aufgenommen, verteilt und ausgeschieden werden, welche sich im Organismus eigentlich für essentielle Metalle entwickelt haben.

Neben epidemiologischen und klinischen Befunden stammen die meisten Ergebnisse über Metall-Metall-Wechselwirkungen aus experimentellen Arbeiten mit Tieren. In den einfachsten, und damit meist klarsten, experimentellen Ansätzen werden zwei Metalle verabreicht und der Einfluß wechselnder Dosiskombinationen auf Toxizitätsparameter ermittelt. Um innerhalb einer leicht handhabbaren Zeitspanne zu meßbaren Effekten zu gelangen, sind in solchen Experimenten die verabreichten Dosen toxischer Metalle meist höher als solche, die als umweltrelevant eingestuft werden. Unter solchen experimentellen Bedingungen lassen sich kinetische Parameter für die Resorption, Verteilung und Ausscheidung eines Metalls ermitteln, wobei dies zusätzlich sowohl in Mangel- als auch Überladungszuständen erfolgen kann. Dabei ist zu berücksichtigen, daß Interaktionen zwischen Spurenmetallen nicht unbedingt auf zwei Metalle beschränkt bleiben, es können durchaus mehrere Metalle interagieren, wie experimentelle Studien mit verschiedenen Übergangsmetallen zeigen [3,4,5] und auch das Beispiel der 'Itai-Itai'-Kranheit in Japan dies mit Wechselwirkungen zwischen Kadmium und Eisen, Zink, Kalzium und Kupfer demonstriert [6].

Metall-Zink-Wechselwirkungen

Aufgrund der vielfältigen biochemischen und physiologischen Vorgänge an denen Zink beteiligt ist [7], kann ein relatives Überangebot von anderen Spurenmetallen, sei es durch eine tatsächliche übermäßige Aufnahme derselben, oder aber durch eine Mangelversorgung mit Zink dazu führen, daß entsprechende Bindungsstellen nicht mehr von Zink sondern von anderen Metallen besetzt werden und daß damit Reaktionen nicht mehr in normaler Weise ablaufen bzw. Strukturen sich verändern. So können z.b. zinkhaltige Enzyme durch Einbau und Bindung anderer Metallkationen ihre Aktivität ändern (Tab. 1), wobei In-vitro-Untersuchungen zeigen, daß sowohl Steigerungen als auch Verminderungen der Aktivität eintreten [8]. Inwieweit solche Veränderungen in vivo von Bedeutung sind, ist schwerer zu beurteilen [9], man kann aber davon ausgehen, daß stärkere Aktivitätsabweichungen immer toxikologisch relevant werden können.

Da auch fremdstoffmetabolisierende Enzyme zinkabhängig sein können, ist es durchaus denkbar, daß auch die Toxizität von organischen Substanzen im Zinkmangel erhöht ist. Es gibt zumindest tierexperimentelle Befunde darüber, daß Vorbehandlungen mit Zink gegen die Toxizität von z.b. Tetrachlorkohlenstoff [10] oder Brombenzol [11] schützen können.

Tab. 1: **Aktivitätsveränderungen zinkabhängiger Enzyme nach Substitution von Zink durch andere Metalle [8,12]**

Enzym	Metallion			
	Co^{2+}	Ni^{2+}	Cd^{2+}	Hg^{2+}
Alkoholdehydrogenase	70	12	30	-
Carboxypeptidase	215	50	0	0
Alkalische Phosphatase	20	0	0	0
Superoxid-Dismutase	100	-	100	-
ALA-Dehydratase	20	0	100	-
in Prozent der Aktivität des zinkhaltigen Enzyms				

Es muß also zunächst nicht eindeutig auf direkte Metall-Zink-Wechselwirkungen hindeuten, wenn nichtessentielle Spurenmetalle unter Zinkmangelbedingungen eine erhöhte Toxizität zeigen. Da zudem Zink auch Wechselwirkungen mit essentiellen Spurenmetallen zeigt, können bei der Untersuchung von Wechselwirkungen zwischen Zink und nichtessentiellen Spurenmetallen gleichzeitig solche mit essentiellen nicht außer acht gelassen werden. Von den Wechselwirkungen von Zink mit essentiellen Spurenmetallen sind die mit Kupfer und Eisen die bedeutsamsten [13]. Über Interaktionen mit Mangan ist weit weniger bekannt. Die Wechselwirkung mit Kupfer wird vom Intestinaltrakt her bestimmt. Eine hohe orale Zufuhr von Zink führt zu einer Verringerung der Kupferresorption. Einmal resorbiert, soll die Verteilung von Kupfer jedoch relativ unbhängig vom Zinkstatus sein. Der Resorptionshemmung liegt eine Metallothioneininduktion in der intestinalen Mukosa durch Zink zugrunde. Dabei soll aufgenommenes Kupfer das Zink aus dem Metallothionein verdrängen, selbst gebunden und so in der Dünndarmmukosa festgehalten werden [14,15,16].

Eisen-Zink-Wechselwirkungen sind ebenfalls bei Resorptionsvorgängen beschrieben worden [17]. Neben einer verstärkten Resorption von Zink im Eisenmangel ist hier die Verringerung der Zinkresorption durch eine verstärke Zufuhr oralen Eisens von größerem Interesse. Dabei haben Fe(II)-Ionen eine stärkere Wirkung als Fe(III)-Ionen, was daraufhin deutet, daß hierbei auch direkte Interaktionen zwischen Metallionen (bevorzugt gleicher Ladung) eine Rolle spielen. Offensichtlich kann nicht nur Eisen die Zinkresorption beeinflussen sondern auch umgekehrt Zink die Resorption von Eisen, denn in Ratten kann die orale Aufnahme übermäßiger Zinkmengen zu einem Eisenmangel und zu einer Anämie führen [18,19,20]. Allerdings spielt hier wohl nicht nur eine verringerte Resorption von Eisen eine Rolle, denn auch eine verringerte Resorption von Kupfer vermag zu einer Anämie führen [21], was mit kupferabhängigen Prozessen im Eisenstoffwechsel zusammenhängt [22].

Blei-Zink-Wechselwirkungen

Chronische Bleiexposition kann in Ratten zu einer vermehrten renalen Ausscheidung von Zink führen (Hyperzinkurie) und die Zinkverteilung in den Organen verändern, wobei für einzelne Organe neben einer Verringerung (Hoden, Knochen, Gehirn) durchaus auch eine Erhöhung (Bauchspeicheldrüse, Leber) der Zinkgehalte eintritt [23]. Diese Untersuchung zeigt, daß in Abhängig von Dosis und Expositionsdauer die chronische Aufnahme von Blei zu Störungen von Spurenmetallgleichgewichten im Organismus führen kann.

Wechselwirkungen zwischen Blei und Zink sind bedeutsam für die Hämbiosynthese und, bei oraler Aufnahme, für die intestinale Resorption von Blei. Die Synthese von Häm wird durch die Aufnahme von Blei zumindest zum Teil gestört, weil eines der zinkabhängigen Schlüsselenzyme, die δ-Aminolävulinsäure-Dehydratase (ALAD) durch Blei gehemmt wird. Das gehemmte Enzym läßt sich in vitro und in vivo durch Zink wieder aktivieren [24]. Da Metallothionein für den Stoffwechsel von Zink als intrazelluläres Bindungsprotein von Bedeutung ist, scheint es auch die Hemmung der ALAD durch Blei zu beeinflussen. Untersuchungen an Ratten lassen vermuten, daß Metallothionein eine zweifache Rolle bei der zinkvermittelten Aufhebung der Hemmwirkung des Bleis spielt: zum einen bei Zinkaufnahme des Enzyms und zum andern durch Bindung von Blei selbst [25]. Interessanterweise führt die gleichzeitige orale Verabreichung von Blei und Nickel in Mäusen zu einer Verstärkung der Pb-induzierten Hemmung der ALAD, obwohl Nickel unter den gegebenen experimentellen Bedingungen alleine verabreicht keine Hemmwirkung entfaltete [26]. Der Mechanismus dieser multiplen Interaktion ist z.Z. unbekannt, sie stellt aber ein Beispiel dafür dar, daß auch Wechselwirkungen zwischen Zink und mehr als nur einem toxischen Spurenmetall auftreten können.

Ausgehend von einer defizitären Versorgung mit Zink ließ sich in jungen Ratten zeigen, daß eine Erhöhung der Zinkzufuhr mit dem Futter die Toxizität von gleichzeitig verabreichten Blei dosisabhängig vermindert [27]. Dies betraf alle wichtigen Toxizitätsparameter wie Bleigewebegehalte, renale Ausscheidung von δ-Aminolävulinsäure (ALA), freies Erythrozytenporphyrin, Aktivität der renalen ALAD und auch die intestinale Resorption von Blei (Abb. 1).

Auch Hinweise auf mehr direkte Wechselwirkungen unter Einbeziehung des normalerweise zink- und kupferbindenden Metallothioneins gibt es: So läßt sich in Zellkulturen (CHO-Zellen) dieses niedermolekulare Protein durch Blei induzieren [28]. Im Zusammenhang mit diesem Protein sind In-vitro-Wechselwirkungen zwischen Blei und Zink beschrieben. Ausgehend von metallfreiem Metallothionein ist die Synthese eines nur bleienthaltenden Metallothioneins möglich [29], was erklärt, daß in vitro Blei das Zink aus seiner Bindung im Metallothionein verdrängen kann [30]. Unter In-vivo-Bedingungen sind die Wechselwirkungen zwischen den beiden Metallen und damit ihre Ähnlichkeit allerdings weniger eindeutig: So ergaben sich in Ratten nach Verabreichung von Zink und nach entsprechender Verabreichung von Blei deutlich voneinander abweichende Resultate, was z.B. die renale Ausscheidung [31] und die elektrophoretische Mobilität des Metallothioneins betraf [32].

Es gibt nur vereinzelte Untersuchungen über Blei-Zink-Wechselwirkungen beim Menschen. Bekannt ist, daß vor allem Arbeiter, die bei der Gewinnung, Wiederaufbereitung und Verarbeitung von Blei Rauch und Staub ausgesetzt sind (z.B. in Gießereien), mit diesen Emissionen neben Blei auch Kadmium, Kupfer und Zink vermehrt aufnehmen [33]. Ob dies eine toxikologische Bedeutung hat, ist unklar. Interessanterweise wurden bei Arbeitern, welche gleichzeitig Zink- und Bleibelastungen ausgesetzt waren geringere Blutbleigehalte und eine geringere Ausscheidung von ALA gefunden als bei solchen, die nur bleibelastet waren [34]. Demgegenüber gibt es Untersuchungen zur oralen Zinksupplementierung bei bleiexponierten Arbeitern, in denen sich eine Beeinflussung des Bleistatus durch Zink nicht feststellen ließ [35]. Auch in Bilanzierungsstudien zur Bioverfügbarkeit von Blei im Menschen blieb eine Supplementierung der Nahrung mit Zink ohne Wirkung [36].

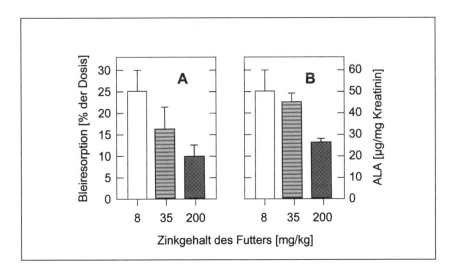

Abb. 1: Einfluß einer steigenden Zinkzufuhr mit dem Futter auf die Bleiresorption (A) bzw. die Pb-induzierte renale δ-Aminolävulinsäure(ALA)ausscheidung bei Ratten (B). Ausscheidung unbehandelter Tiere: 14 µg ALA/mg Kreatinin; Bleigehalt des Futters: 200 mg Pb/kg, M ± SEM, N = 4. (zusammengestellt aus Daten nach [27])

Bei diätetischen Maßnahmen zur Reduzierung einer chronischen Bleiaufnahme oder Verminderung einer chronischen Bleiintoxikation finden sich auch weniger Hinweise auf eine positive Wirkung einer zusätzlichen Zinkzufuhr. Vielmehr stehen hier Empfehlungen im Vordergrund, die entweder eine Vermeidung einer Mangelversorgung oder eine Supplementierung der Nahrung mit Kalzium bzw. Eisen propargieren [37].

Kadmium-Zink-Wechselwirkungen

Wechselwirkungen zwischen Zink und Kadmium sind nicht ungewöhnlich, denn die Elemente sind chemisch miteinander verwandt. Als erwiesen gilt, daß in Versuchstieren eine Zinkvorbehandlung akut toxische, einschließlich lethale Wirkungen von Kadmium vermindert [38,39,40]. Erste Beobachtungen dieser Art wurden als Resultat einer verringerten Verteilung von Kadmium in die Leber interpretiert. Es zeigte sich aber, daß in zinkvorbehandelten Tieren die Retention von Kadmium zunimmt und dennoch z.b. Leberschäden vermieden werden [41]. Dies wird mit einer vermehrten Bindung von Kadmium an zinkinduziertes Metallothionein erklärt [38]. Kadmium kann nämlich aufgrund seiner höheren Affinität zum Metallothionein sowohl in vivo als auch ex vivo das Zink daraus verdrängen [42].

Generell scheint eine vermehrte Synthese von Metallothionein gegen toxische Einwirkungen von Kadmium zu schützen, was auch in transgenen Mäusen, die Metallothionein überexprimieren, demonstriert werden konnte [43]. Die Induktion dieses Proteins kann durch Zink ausgelöst werden, was den Zink-Kadmium-Antagonismus erklärt, aber auch durch die Einwirkung anderer Stoffe erfolgen. Durch Neusynthese von Metallothionein erklärt man sich auch die Verringerung der Toxizität einer Kadmiumdosis nach Vorbehandlung mit kleinen Dosen von Kadmium. Anzufügen sind hier experimentelle Befunde, die darauf hinweisen, daß es aber noch andere, ebenfalls zinkabhängige Mechanismen gibt, die ohne eine vermehrte Bildung von Metallothionein Zellen vor der Einwirkung von Kadmium schützen können [44,45].

Einige Symptome nach Aufnahme von Kadmium, wie z.B. Wachstumsstörungen, parakeratotische Läsionen oder eine eingeschränkte Glukosetoleranz lassen sich auch bei einem Zinkmangel beobachten. Kadmium kann zu einem Aktivitätsverlust zinkabhängiger Enzyme bei der Synthese und Funktion von Nukleinsäuren führen, wodurch sich die Teratogenität einer Kadmiumverabreichung oder eines Zinkmangels erklären. Demzufolge erhöht sich die Kadmiumtoxizität im Zinkmangel. Als Mechanismus für diese synergistische Wirkung wird angenommen, daß Kadmium eine Art Zinkfalle im Gewebe induzieren kann: Während das intrazelluläre metallothioneingebundene Zink nach Verstoffwechselung des Metallothioneins das Gewebe relativ leicht verläßt, bleibt Kadmium im Gewebe retiniert, induziert eine Neusynthese von Metallothionein und bewirkt dadurch auch eine ständig erhöhte intrazelluläre Bindung von Zink, wodurch dessen weitere Verfügbarkeit eingeschränkt sein soll.

Bei seiner intestinalen Resorption zeigt Kadmium eine Reihe von Wechselwirkungen mit den essentiellen Spurenmetallen Eisen, Kupfer und Zink [47], wobei Befunde mit Kupfer und Zink nur an Tieren erhoben wurden. Wenn auch die intestinale Resorption von Kadmium im Zinkmangel wohl nicht erhöht ist

[48], so ist sie doch von der luminalen Präsenz von Zink abhängig, denn in Anwesenheit von Zink kann die mukosale Kadmiumaufnahme gehemmt sein [49]. Daher kann die orale Kadmiumtoxizität durchaus zunehmen, wenn die Zinkversorgung inadäquat ist und kann bei Rückkehr zu einer adäquaten Zinkversorgung wieder abnehmen. Zu den mehr direkten Kadmium-Zink-Wechselwirkungen paßt auch, daß hohe intragastrische Dosen von Kadmium die intestinale Resorption von [65]Zn herabsetzen [48].

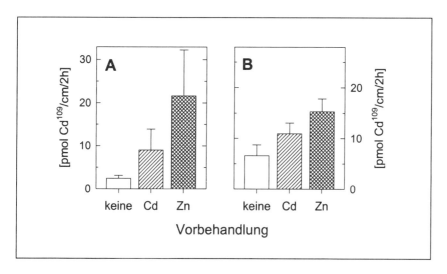

Abb. 2: Einfluß einer Zn- oder Cd-Vorbehandlung von Ratten (4,6 mM Zn^{2+} bzw. 0,44 mM Cd^{2+} im Trinkwasser, 10 d) auf die jejunale [109]Cd-Resorption (luminale Perfusion; A: in vitro, B: in vivo; M ± SD, n = 4) (nach [46])

Interessant ist, daß in Ratten nach einer enteralen Zink- oder auch Kadmiumvorbehandlung die anschließende In-vitro-Resorption von Kadmium erhöht sein kann [46,50] (Abb. 2). Die durch solch eine Vorbehandlung induzierte Metallothioneinbildung in der Dünndarmmukosa [51,52] muß also nicht unbedingt eine Barriere für die Resorption von Kadmium darstellen, was gelegentlich in Analogie zu den Befunden über die Kupferresorption angenommen wurde. Als zugrundeliegender Mechanismus wird eine serosale Freisetzung von metallothioneingebundenem Kadmium vermutet [53].

Quecksilber-Zink-Wechselwirkungen

Aufgrund chemischer Ähnlichkeiten sind unter experimentellen Bedingungen Wechselwirkungen zwischen Zink und Quecksilber nicht ungewöhnlich; falls Kadmium in solche Experimente miteinbezogen wird, kann auch eine Mitbeteiligung dieses Metalls beobachtet werden. Erste In-vitro-Versuche zur wechselseitigen Beeinflussung dieser Metalle bei ihrer intestinalen Resorption in Ratten zeigten kompetitives Verhalten zwischen Zink und Kadmium einerseits und Kadmium und Quecksilber andererseits aber keine Wechselwirkung zwischen Zink und Quecksilber [54]. Diese Versuche wurden jedoch nur mit sehr hohen Metallkonzentrationen (100 mmol/l) und langen Inkubationszeiten (bis zu 5 h) durchgeführt, was im allgemeinen für solche Präparationen [55] und im speziellen für Metallresorptionsstudien [56] als kritisch bewertet wird.

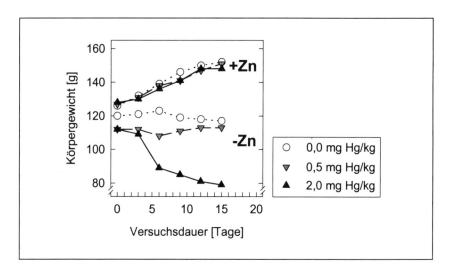

Abb. 3: Auswirkungen eines zinkadäquaten (+Zn) bzw. zinkdefizitären Futters (-Zn) auf die Toxizität täglich s.c. verabreichter Einzeldosen von Quecksilber(II)chlorid in Ratten (gezeichnet nach Daten von [60])

Als erwiesen gilt, daß sich Zink und Quecksilber bei ihrer hepatischen und renalen Geweberetention gegenseitig beeinflussen. Für diese Interaktionen ist die Induktion von Metallothionein ein wichtiger Faktor. Durch Vorbehandlung von

Ratten z.b. mit Kadmium, einem wirkungsvollen Agens für die Induktion von Metallothionein, wird zwar die renale Retention von Quecksilber gesteigert aber gleichzeitig seine Nierentoxizität herabgesetzt [57]. Umgekehrt kann eine Verabreichung von Quecksilber hepatische und renale Gewebegehalte an Zink erhöhen, was auf einer Hg-induzierten Metallothioneinsynthese beruht [58,59].

In Übereinstimmung mit solchen Wechselwirkungen ist der Befund, daß in Ratten die Fütterung einer zinkdefizitären Diät zusammen mit der Verabreichung von Quecksilber dessen Toxizität verstärkt [60] (Abb. 3).

Quecksilber kann Zink, aber auch Kupfer und Kadmium aus ihren Bindungen im Metallothionein verdrängen. In vitro verdrängt Quecksilber aus Cd-induziertem renalem Metallothionein, welches Kadmium, Kupfer und Zink enthält, zunächst Zink, dann Kadmium und zum Schluß Kupfer [61], was den In-vitro-Bindungsaffinitäten von Metallothionein für diese Metalle entspricht. Auch in vivo (i.p. Injektion) und ex vivo (isoliert perfundierte Leber) verdrängt Quecksilber das Zink aus dem Metallothionein der Leber von Ratten [42]. In Ratten kann die subkutane Verabreichung von Quecksilber(II)chlorid zu einer vermehrten renalen Ausscheidung von Zink führen [62], was wohl weniger mit Austauschreaktionen zusammenhängt, sondern vielmehr Folge einer tubulären Nierenschädigung darstellt, da unter ähnlichen Bedingungen auch die renale Ausscheidung von Metallothionein erhöht ist [31].

Zu Wechselwirkungen zwischen Methylquecksilber ($Hg\cdot CH_3^+$), der wichtigsten, in der Umwelt mikrobiell synthetisierten organischen Quecksilberverbindung, und Zink gibt es nur wenige Arbeiten. Da Methylquecksilber im Säugetierorganismus zum Teil in anorganisches Quecksilber umgewandelt wird, spielen bei den Interaktionen mit anderen Metallen vermutlich Hg(II)-Ionen im Zusammenhang mit Metallothionein die wichtigste Rolle [63].

Wechselwirkungen zwischen Zink und anderen Metallen

Die oben aufgeführten Zink-Metall-Wechselwirkungen sind aufgrund der toxikologischen Bedeutung von Blei, Kadmium und Quecksilber die wichtigsten. Andere Wechselwirkungen, wie im folgenden aufgeführt, sind vergleichsweise von geringerer Bedeutung. Dies steht im Zusammenhang entweder mit einer geringeren Toxizität der Metalle, einer weniger erheblichen bzw. häufigen Exposition oder auch Unsicherheiten bei der Übertragbarkeit von Ergebnissen aus Tierversuchen auf den Menschen.

Aluminium

In Patienten mit dialysepflichtigen Nierenerkrankungen kann Aluminium zu einer mikrozytären Anämie führen. Neben direkten Beeinträchtigungen des Eisenstoffwechsels hängt dies damit zusammen, daß Aluminium zinkabhängige Enzyme der Hämsynthese, wie die Ferrochelatase, Uroporphyrin-Decarboxylase und δ-Aminolävulinsäure-Dehydratase hemmen kann (s. Übersicht [63]).

Sehr hohe, parenteral verabreichte Dosen von Aluminiumchlorid führen in Ratten zu einer veränderten Verteilung von Metallen, die normalerweise an Metallothionein gebunden sind. Hepatische und renale Metallothioneingehalte stiegen an und mit ihnen entsprechend Kupfer und Zink [64]. Da Verhalten und Futteraufnahme unter der Aluminiumgabe verändert waren, ist eine Beeinträchtigung des Metabolismus als Folge einer Aluminiumintoxikation anzunehmen. Eine hohe Zufuhr von Aluminium mit einem phosphatarmen Futter bewirkt in Schafen eine erhöhte Retention von Zink in den Nieren, was sich bei Erhöhung der Phosphatzufuhr als reversibel erwies [65]. Hierfür könnte in Abwesenheit von Phosphat eine durch Aluminium hervorgerufene Verdrängung von Zinkionen aus Nahrungsliganden die Bioverfügbarkeit von Zink erhöhen, was bei Zufuhr von Phosphat wegen Bildung von Aluminiumphophat nicht möglich ist. Als eine weitere, im Lumen des Magen-Darm-Trakts erfolgende Interaktion zwischen Zink und Aluminium wird eine Verringerung der Zinkresorption in Anwesenheit von Aluminiumhydroxid gewertet [66]. Allerdings ist dies kein typisches Beispiel für eine Metall-Metall-Wechselwirkung, da hier unspezifische Eigenschaften des Aluminiumhydroxids ursächlich sind.

Bismut

Dieses Schwermetall hat eigentlich keine umwelt- oder arbeitstoxikologische Bedeutung. Oral verabreicht werden Bismutverbindungen therapeutisch gegen Diarrhöen und Ulzera des oberen Gastrointestinaltrakts eingesetzt [67]. Resorption und Retention und damit auch Toxizität können dabei durchaus von Nahrungsbestandteilen mitbestimmt werden [68]. Untersuchungen über Wechselwirkungen mit Spurenmetallen gibt es allerdings kaum [69]. Aufgrund chemischer Ähnlichkeiten mit Kadmium, Quecksilber und auch Blei sind entsprechende Spurenmetallinteraktionen aber wahrscheinlich.

In Analogie zur Wirkung einer Zinksupplementierung auf die akute Toxizität von Kadmium oder Quecksilber verringert in Ratten eine erhöhte enterale Zufuhr von Zink auch die akute orale Toxizität von Bismut. Ob solch eine Zinkbehandlung auch die chronische Toxizität von Bismut herabsetzt ist offen, denn Zinksupplementierung führt zu einer erhöhten Retention von Bismut vor allem in den Nieren und im Blut (Abb. 4), wobei höhere Dosen von Bismut umgekehrt auch die Zinkretention steigern, was sowohl die gegenseitige Beeinflussung der

Metalle als auch die Ähnlichkeit von Bismut mit Kadmium, Quecksilber und Blei verdeutlicht [70].

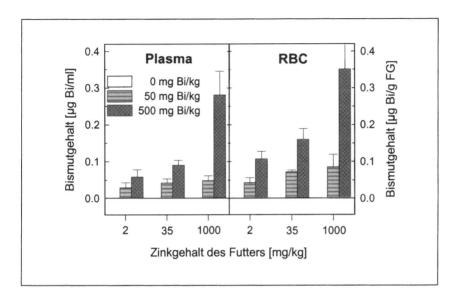

Abb. 4: **Abhängigkeit der Retention von Bismut im Plasma und in den Erythrozyten von Ratten vom Zinkgehalt des Futters nach einer Versuchsdauer von zwei Wochen. Während dieses Zeitraums wurde Bismutnitrat als Einzeldosis mittels Schlundsonde jeden 2. Tag verabreicht; M ± SD, n = 6-8 (nach [70])**

Ob allerdings, wie für Kadmium und Quecksilber hierfür ebenfalls eine Induktion von Metallothionein verantwortlich ist, kann noch nicht endgültig beantwortet werden. Es gibt tatsächlich Hinweise für eine Induktion von Metallothionein oder Metallothionein-ähnlichen, Bismut-bindenden Proteinen. Die Induktion von renalem Metallothionein durch Bismut ist vor allem für die Ratte beschrieben [71,72], wird aber auch in Mäusen vermutet [73]. Allerdings weichen die Proteine in ihrem elektrophoretischen Verhalten [72] und in der Aminosäurezusammensetzung von den bekannten Zn- und Cd-haltigen Metallothioneinen der Ratte ab (s. Übersichten [67,73]). Wie auch im Falle des Bleis ist auch für Bismut die Identität der Bindungsproteine mit Metallothionein nicht eindeutig geklärt. Die unter In-vivo-Bedingungen gefundene Bindung von Bismut an diese Proteine läßt sich nicht unbedingt mit dem Befund einer Bindung von Bismut an Metallothionein in vitro vergleichen [29]. Letzteres ist eine komplexchemische Synthese   ausgehend   von   dem   metallfreien   Apometallothionein   mit spektroskopischer Charakterisierung des Bismut-Metallothionein-Komplexes. Unter solchen Bedingungen kann man Metall-Metallothionein-Komplexe synthetisieren, die unter In-vivo-Bedingungen nicht erhalten werden.

Chrom

Obgleich für die intestinale Resorption von Cr(III)-Ionen passive Diffusion als Mechanismus angenommen wird und von daher Wechselwirkungen mit anderen Metallkationen eigentlich nicht auftreten sollten, zeigt sich doch eine gewisse Abhängigkeit vom Zinkstatus: In einem Zinkmangelzustand wird Chrom in seiner dreiwertigen Form vermehrt resorbiert [74].

Kobalt

Wechselwirkungen zwischen Kobalt und Zink sind wenig beschrieben. In Mäusen wurde eine kompetitive Interaktion zwischen den beiden Metallen gefunden, die sich auf eine wechselseitige Hemmung ihrer intestinalen Resorption bezieht [75]. Da der Mechanismus der intestinalen Resorption von Kobalt dem von Eisen in einigen Schritten sehr ähnlich ist, könnten diese Kobalt-Zink-Wechselwirkungen in Analogie zu entsprechenden Wechselwirkungen zwischen Eisen und Zink stehen. Auch in Ratten vermag Kobalt, Einfluß auf den Zinkhaushalt zu nehmen, denn dosisabhängig erhöht subkutan verabreichtes Kobaltchlorid den hepatischen Zinkgehalt, wofür die Induktion von Metallothionein verantwortlich gemacht wird [76]. Es wird vermutet, daß sich dabei auch kobalthaltige Metallothioneine bilden können.

Nickel

Zusammen mit einem Zink-defizitären Mais-Sojabohnen-Futter verabreicht, führt Nickel in hohen Dosen (400 mg Ni/kg Futter, als NiCl$_2$) zu Intoxikationserscheinungen bei Hühnern. In Übereinstimmung mit ähnlichen Befunden über die Toxizität nichtessentieller Metalle bei anderen Tierarten ergibt auch hier eine Zinksupplementierung (40 mg Zn/kg Futter) eine Verbesserung der Symptome bis hin zu einer vollständigen Vermeidung der Ni-induzierten Wachstumshemmung [77]. Daß dabei eine gewisse Hemmung der intestinalen Nickelresorption durch Zink eine Rolle spielt ist denkbar aber nicht erwiesen. Die Verteilung intraperitoneal verabreichten Nickels scheint nämlich, zumindest in der Ratte, durch parenterales Zink wenig beeinflußt zu werden (s. Lit. bei [63]). Für Wechselwirkungen mit Zink muß eine gewisse Induktion von Metallothionein durch Nickel [78] in Betracht gezogen werden, denn dies kann zu einer veränderten

Retention und Verteilung von Zink und verwandten Metallen beitragen. So wird z.b. bei Verfütterung von Kadmium dessen Retention in der Darmmukosa durch gleichzeitige Verabreichung von Nickel erhöht [5], was u.U. mit einer solchen Induktion zusammenhängt.

In den Nieren von wachsenden Ratten führt eine erhöhte Zinkzufuhr mit dem Futter (500, 2000 mg Zn/kg Futter) bei gleichzeitiger Verabreichung von Nickelzulagen zu einem Anstieg der renalen Nickelretention und umgekehrt, bewirkt Nickel eine Zunahme der renalen Zinkretention [79]. Da dieses Retentionsmuster sich nicht für alle untersuchten Organe in gleicher Weise und nur bei höheren Nickelgehalten im Futter (250, 500 mg Ni/kg Futter) zeigte, spielen hier wohl mehrere Faktoren eine Rolle, u.U. wird bei vermehrter Aufnahme und gesteigerter Induktion der renalen Metallothioneinbildung die Handhabung der Metalle in den Nieren verändert.

Interessanterweise können aber auch ganz andere Wirkungen von Nickel bei etwas niedrigeren Futterkonzentrationen beobachtet werden. In Ratten bewirken Nickelzulagen von 30 oder 50 mg Ni/kg Futter, daß Symptome eines Zinkmangels (bei <8 mg Zn/kg Futter), z.b. eine angestiegene renale Stickstoffausscheidung oder eine Verringerung der Leukozytenzahl, erst gar nicht auftreten (s. Übersicht [80]).

Zinn

Zinn, gelegentlich auch als Kontamination in Dosenkonserven beschrieben, zeigt mit einer Reihe von essentiellen Spurenmetallen Interaktionen (s. Übersicht [81]). Die intestinale Resorption von Zink kann durch Zinn beeinträchtigt werden: In Ratten bewirkt die Verfütterung von Sn(II)-chlorid (206 mg Sn/kg Futter), im Vergleich zu unbehandelten Kontrollen, einen signifikanten Anstieg von Zink in den Fäzes und eine Verringerung der Zinkretention in den Tibien und Nieren. Eine ganz ähnliche Wirkung von Zinn wurde für den Menschen gezeigt: Eine tägliche Aufnahme von 50 mg Zinn mit der Nahrung (im wesentlichen als $SnCl_2$) verringert die Retention von Zink verbunden mit seiner vermehrten fäkalen aber verringerten renalen Ausscheidung. Diese Befunde einer Zinkresorptionshemmung durch Zinn ließen sich beim Menschen mit Hilfe eines [65]Zn-Resorptionstests bestätigen [82]. Ähnlich wie Blei bewirkt Zinn eine Beeinträchtigung der Hämsynthese, was zum einen damit zusammenhängt, daß es die intestinale Resorption von Eisen herabsetzt [83] und zum anderen, daß es die zinkabhängige ALAD hemmt [84]. Eine gleichzeitige Verabreichung von Zink oder auch eine Vorbehandlung mit Zink kann diese Wirkung von Zinn antagonisieren [85].

Toxikologische Bedeutung der Wechselwirkungen

Die Bedeutung der vielfältigen Metall-Zink-Wechselwirkungen für den Menschen ergeben sich hauptsächlich aus zwei Aspekten. Der erste betrifft die Belastung durch Schwermetalle. Abgesehen von speziellen industriellen, und daher für die Gesundheit des Menschen meist nur arbeitsmedizinisch relevanten Anwendungen von Metallen sind für die Gesundheit der Normalbevölkerung die Schwermetalle Blei, Kadmium und Quecksilber am wichtigsten. Ohne auf die Belastungssituation verschiedener Länder ausführlich einzugehen, läßt sich die generelle Situation in den westlichen Industrieländern anhand einiger Beispiele aus der Literatur skizzieren. Inwieweit die Schwermetallbelastung in den Entwicklungsländern von der der westlichen Industrieländern abweicht, ist schwierig zu beurteilen. Man kann aber davon ausgehen, daß aufgrund des Mangels an arbeitshygienischen Maßnahmen und regulatorischen Bestimmungen die Belastung in den Entwicklungsländern höher ist. Vereinzelte Untersuchungen über die Bleiexposition scheinen diese Annahme zu bestätigen [86].

Belastung durch nichtessentielle Schwermetalle

Für die anthropogene Bleibelastung läßt sich insbesondere in den 70er und 80er Jahren ein deutlicher Rückgang feststellen (s. Übersicht [87]), was durch die Einführung bleifreier Kraftstoffe mit bedingt war. Auch bei der beruflichen Belastungssituation in der BRD können seit den 80er Jahren Verbesserungen beobachtet werden, wie eine Studie über ein Bleibiomonitoring bei Beschäftigten in der Bleiakkumulatorenherstellung zeigt [88].

Neben der Inhalation von Kadmium an kadmiumbelasteten Arbeitsplätzen, wo sich in den letzten Jahren, z.B. BRD, Italien und Großbritannien [89,90,91], ein kontinuierlich abnehmendes Expositionsrisiko feststellen ließ, und durch Zigarettenrauch, ist die Nahrungsaufnahme die bedeutenste Kadmiumquelle für den Menschen. So lag Mitte bis Ende der 80er Jahre die in der Bundesrepublik täglich mit der Nahrung aufgenommene Kadmiummenge bei 25-35 µg [89].

Für Quecksilber zeigen Abschätzungen über die Belastung in der BRD, daß bis Ende der 80er und Anfang der 90er Jahre die tägliche Aufnahme über die Nahrung (incl. Fisch) zwischen 1,6 und 24 µg Hg/Person lagen; allerdings ergibt sich durch Amalgamfüllungen eine zusätzliche Belastung (0,4 und 29 µg Hg/Person) in etwa gleicher Höhe [92]. Dabei ist in der BRD der industrielle Verbrauch an Quecksilber vor allem in der ersten Hälfte der 80er Jahren um etwa 40% zurückgegangen; auch die Produktion von Quecksilber ging während dieses Zeitraums in den westlichen Industrieländern zurück [93]. Zu einer Verringerung der berufsmäßigen Quecksilberbelastung konnten zudem arbeitstechnische bzw. -hygienische Maßnahmen z.b. in der Chloralkaliindustrie [94] beigetragen. Heute ist die Situation in Bezug auf die Schwermetallbelastung für die Mehrzahl der nichtberuflich exponierten Personen in der BRD insgesamt gesehen unkritisch. Die hierfür maßgebliche Zufuhr über Lebensmittel hat in den vergangenen 20 Jahren kontinuierlich abgenommen, so daß man davon ausgehen kann, daß die derzeitige Auslastung der von der WHO als tolerierbar angegebenen Werte (PTWI, provisional tolerable weekly intake) für Blei, Kadmium und Quecksilber jeweils nicht mehr als 20% beträgt [95].

Vorkommen eines Zinkmangels

Der zweite Aspekt zur Bedeutung von Metall-Zink-Wechselwirkungen betrifft die Prävalenz eines Zinkmangels. Denn beides zusammengenommen, übermäßige Belastung durch Schwermetalle und mangelnde Zufuhr von Zink, könnte dann u.U. wegen einer erhöhten Toxizität der Schwermetalle kritisch werden.

Tab. 2: Bedingungen und Zustände mit erhöhtem Risiko eines Zinkmangels

• Unzureichende Zufuhr	◆ Mangelernährung (auch Eiweißmangel) ◆ streng vegetarische Ernährung ◆ synthetische Diäten (enteral, parenteral) ◆ Kinder, Schwangere, Stillende ◆ Ältere
• Maldigestion, Malresorption	◆ Acrodermatitis enteropathica ◆ Sprue ◆ chronisch entzündliche Darmerkrankungen ◆ Dünndarmresektion ◆ Pankreasinsuffizienz
• Erhöhte Verluste	◆ Eiweißverlustsyndrom (auch Verbrennungen) ◆ Leberererkrankungen (z.B. Porphyrie) ◆ Dialyse ◆ Diuretika ◆ Therapie mit Chelatbildnern

Eine gesteigerte Retention von Schwermetallen bei Überversorgung mit Zink, was als Folge von Induktionsvorgängen im Tierversuch erwiesen ist, muß für den Menschen dagegen weit weniger in Betracht gezogen werden, da eine übermäßige Aufnahme von Zink unwahrscheinlich ist [96,97,98].

Ein Zinkmangel kann über mehrere Mechanismen zustandekommen (Tab. 2). Er resultiert aber immer aus einem Mißverhältnis zwischen Zufuhr bzw. Resorption und Verlust mit einer insgesamt negativen Zinkbilanz. Da der menschliche Organismus keine ausgeprägten Zinkspeicher besitzt, eine gelegentliche Mangelversorgung kann er kurzfristig durch Mobilisation von Zink aus einem kleinen hepatischen Pool ausgleichen, ist er auf eine regelmäßige Zinkzufuhr angewiesen.

Geeignete und empfindliche labormedizinische Methoden für die Diagnose eines Zinkmangel stehen eigentlich nicht zu Verfügung. Die Beurteilung des Zinkstatus aufgrund von Plasma- oder Serumspiegeln ist unbefriedigend, da viele, von der Zinkzufuhr unabhängige Faktoren hier mitbestimmend sind [96,97,98]. Daher sind Angaben über die Häufigkeit eines Zinkmangels nicht besonders zuverlässig. In der BRD beträgt die mittlere tägliche Zinkaufnahme 12,2 mg für Männer und 9,7 mg für Frauen und liegt damit im Bereich der von verschiedenenen Seiten empfohlenen Zufuhr [98]. Es gibt allerdings Hinweise dafür, daß die Häufigkeit eines Zinkmangels nicht nur in Entwicklungsländern sondern möglicherweise auch in den industrialisierten Ländern unterschätzt wird [96]. Hierbei stehen vor allem besondere Personengruppen wie Kleinkinder, Jugendliche und Schwangere im Vordergrund. In solchen Personengruppen scheint das Auftreten eines Zinkmangels mit dem eines Eisenmangels korreliert zu sein [97], vermutlich ist hierfür eine protein- bzw. fleischarme Ernährung verantwortlich, denn dadurch verringert sich die Bioverfügbarkeit sowohl für Zink als auch für Eisen.

Literatur

1. Nielsen, FH, CD Hunt, EO Uthus. Interactions between essential trace elements and ultratrace elements. Ann N Y Acad Sci 1980; 355: 152-162

2. Nriagu, JO, JM Pacyna. Quantitative assessment of worldwide con-tamination of air, water and soils by trace metals. Nature 1988; 333: 134-139

3. Banis, RJ, WG Pond, EF Walker, Jr, JR O'Connor. Dietary cadmium, iron, and zinc interactions in the growing rat. Proc Soc Exp Biol Med 1969; 130; 802-806

4. Hill, CH, G Matrone. Chemical parameters in the study of in vivo and in vitro interactions of transition elements. Fed Proc 1970; 29: 1474-1481

5. Elsenhans, B, G Schmolke, K Kolb, J Stokes, W Forth. Metal-metal inter-actions among dietary toxic and essential trace metals in the rat. Ecotoxicol Environ Saf 1987; 14: 275-287

6. Murata, I, T Hirono, Y Saeki, S Nakagawa. Cadmium enteropathy, renal osteomalacia ("itai itai" disease in Japan). Bull Soc Int Chir 1970; 31: 1-9

7. Cousins, RJ. Zinc. In: Ziegler, EE, JL Filer, editors. Present Knowledge in Nutrition, 7th edition. Washington: ILSI Press, 1996: 293-306

8. Bertini, I, C Luchinat. An insight on the active site of zinc enzymes through metal substitution. Metal Ions Biol Sys 1983; 15: 101-156

9. Vallee, BL, DD Ulmer. Biochemical effects of mercury, cadmium, and lead. Ann Rev Biochem 1972; 41: 91-128

10. Chvapil, M, JN Ryan, SL Elias, VN Pong. Protective effect of zinc on carbon tetrachloride induced liver injury in rats. Exp Mol Pathol 1973; 19: 186-196

11. McMillan, DA, RC Schnell. Zinc protection against bromobenzene induced hepatotoxicity in the rat. Toxicologist 1984; 4: 45

12. Cheh, A, JB Neilands. Zinc, an essential metal ion for beef liver δ-amino-levulinate dehydratase. Biochem Biophys Res Com 1973; 55: 1060-1063

13. Storey ML, JL Greger. Iron, zinc and copper interactions: chronic versus acute responses of rats. J Nutr 1987; 117: 1434-1442

14. Hall, AC, BW Young, I Bremner. Intestinal metallothionein and the mutual antagonism between copper and zinc in the rat. J Inorg Biochem 1979; 11: 57-63

15. Ogiso, T, N Ogawa, Y Miruat. Inhibitory effect of high dietary zinc on copper absorption in rats. II. Binding of copper and zinc to cytosol proteins in the intestinal mucosa. Chem Pharm Bull 1979; 27: 515-521

16. Fischer, PWF, A Giroux, MR L'Abbe. The effect of dietary zinc on intestinal copper absorption. Am J Clin Nutr 1981; 33: 1670-1675

17. Solomons, NW, RJ Cousins. Zinc. In: Solomons, NW, IH Rosenberg, editors. Absorption and Malabsorption of Mineral Nutrients. New York: Alan R. Liss, 1984:. 125-197

18. Cox, DH, DL Harris. Effect of excess dietary zinc on iron and copper in the rat. J Nutr 1960; 70: 514-520

19. Settlemire, CT, G Matrone. In vivo interference of zinc with ferritin iron in the rat. J Nutr 1967; 92: 153-158

20. O'Neil-Cutting, MA, A Bomford, HN Munro. Effect of excess dietary zinc on tissue storage of iron in rats. J Nutr 1981; 111: 1969-1979

21. Cohen, NL, CL Keen, LS Hurley, B Lönnerdal. Determinants of copper-deficiency anemia in rats. J Nutr 1985; 115: 710-725

22. Linder, MC. Interactions between copper and iron in mammalian metabolism. In: Elsenhans, B, W Forth, K Schümann, editors. Metal-Metal Interactions. Gütersloh: Bertelsmann Foundation Publishers, 1993: 11-41

23. Victery, W, CR Miller, S-Y Zhu, RA Goyer. Effect of different levels and periods of lead exposure on tissue levels and excretion of lead, zinc, and calcium in the rat. Fund Appl Toxicol 1987; 8: 506-516

24. Abdulla, M, S Svensson, B Haeger-Aronsen. Antagonistic effects of zinc and aluminum on lead inhibition of δ-aminolevulinic acid dehydratase. Arch. Environ. Health 1979; 343: 464-469

25. Goering, PL, BA Fowler. Kidney zinc-thionein regulation of δ-aminolevulinic acid dehydratase inhibition by lead. Arch Biochem Biophys 1987; 253: 48-55.

26. Tomokuni, K, M Ichiba. Interaction between nickel and lead in relation to porphyrin metabolism in mice. Ind Health 1990; 28: 145-149

27. Cerklewski, FL, RM Forbes. Influence of dietary zinc on lead toxicity in the rat. J Nutr 1976; 106: 689-696

28. Rhee, S-J, PC Huang. Metallothionein accumulation in CHO Cdr Cells in response to lead treatment. Chem-Biol Interact 1989; 72: 347-361

29. Bernhard, W, M Good, M Vašák, JHR Kägi. Spectroscopic studies and characterization of metallo-thioneins containing mercury, lead and bismuth. Inorg Chim Acta Bioinorg Chem 1983; 79: 154-155

30. Waalkes, MP, MJ Harvey, CD Klaassen.. Relative in vitro affinity of hepatic metallothionein for metals. Toxicol Lett 1984; 20: 33-39

31. Lee, YH, ZA Shaikh, C Tohyama. Urinary metallothionein and tissue metal levels of rats injected with cadmium, mercury, lead, copper or zinc. Toxicology 1983; 27: 337-345

32. Ikebuchi, H, R Teshima, K Suzuki, T Terao, Y Yamane. Simultaneous induction of Pb-metallothionein-like protein and Zn-thionein in the liver of rats given lead acetate. Biochem J 1986; 233: 541-546

33. Vasikaran, SD, S Patel, P O'Gorman. Zinc and copper status of lead workers. Trace Elem Med 1992; 9: 103-104

34. Dutkiewicz, B, T Dutkiewicz, G Milkowska. The effect of mixed exposure to lead and zinc on ALA level in urine. Int Arch Occup Environ Health 1979; 42: 341-348

35. Lauwerys, R, H Roels, J-P Buchet, AA Bernard, L Verhoeven, J Konings. The influence of orally-administered vitamin C or zinc on the absorption of and the biological response to lead. J Occup Med 1983; 25: 668-678

36. Kies, C, SW Ip. Lead bioavailabilty to humans from diets containing constant amounts of lead: impact of supplemental copper, zinc and iron. Trace Subst Environ Health 1991; 24: 177-184

37. Mahaffey, KR. Environmental lead toxicity: nutrition as a component of intervention. Environ Health Perspect 1990; 89: 75-78

38. Webb, M. Protection by zinc against cadmium toxicity. Biochem Pharmacol 1972; 21: 2767-2771

39. Probst, GS, WF Bousquet, TS Miya. Correlation of hepatic metallothionein concentrations with acute cadmium toxicity in the mouse. Toxicol. Appl. Pharmacol 1977; 39: 61-69

40. Shippee, RL, DH Burgess, RP Ciavarra, RA DiCapua, PE Stake. Cadmium-induced suppression of the primary immune response and acute toxicity in mice: differential interaction of zinc. Toxicol Appl Pharmacol 1983; 71: 303-306

41. Goering, PL, CD Klaassen. Zinc-induced tolerance to cadmium hepato-toxicity. Toxicol Appl Pharmacol 1984; 74: 299-307

42. Day, FA, AE Funk, FO Brady. In vivo and ex vivo displacement of zinc from metallothionein by cadmium and by mercury. Chem-Biol Interact 1984; 50: 159-174

43. Liu, Y, J Liu, MB Iszard, GK Andrews, RD Palmiter, CD Klaassen. Transgenic mice that overexpress metallothionein-I are protected from cadmium lethality and hepatotoxicity. Toxicol Appl Pharmacol 1995; 135: 222-228

44. Shopsis C. Antagonism of cadmium toxicity by differentiation inducers. Cell Biol Toxicol 1994; 10: 191-205

45. Mishima, A, T Kaji, C Yamamoto, M Sakamoto, H Kozuka. Zinc-induced tolerance to cadmium cytotoxicity without metallothionein induction in cultered bovine aortic endothelial cells. Toxicol Lett 1995; 75: 85-92

46. Flaig, K-H. Der Einfluß einer Cadmium-oder Zinkvorbehandlung auf die intestinale Resorption von Cadmium, sowie dessen Wechselwirkung mit Metallothionein, Medizinische Fakultät der Ludwig-Maximilians-Universtät, Dissertation, München, 1995

47. Schümann, K, B Elsenhans, S Schäfer, K Kolb, W Forth. Cadmium absorp-tion and its interaction with essential transition metals. An approach to the mechanism of intestinal cadmium absorption. Toxicol Environ Chem 1990; 27: 81-90

48. Foulkes, EC, C Voner. Effects of Zn-status, bile and other endogenous factors on jejunal Cd absorption. Toxicology 1981; 22: 115-122

49. Foulkes, EC. Interactions between metals in rat jejunum: implications on the nature of cadmium uptake. Toxicology 1985; 37: 117-125

50. Elsenhans, B, K-H Flaig, K Schümann, W Forth. Oral pretreatment with cadmium or zinc increases rat jejunal absorption rates of 109-cadmium in vivo and in vitro. Ann Clin Lab Sci 1995; 25: 440

51. Elsenhans, B, K Kolb, K Schümann, W Forth. The longitudinal distribution of cadmium, zinc, copper, iron, and metallothionein in the small-intestinal mucosa of rats after administration of cadmium chloride. Biol Trace Elem Res 1994; 41: 31-46

52. Elsenhans, B, N Schüller, K Schümann, W Forth. Oral and subcutaneous administration of cadmium chloride and the distribution of metallothionein and cadmium along the villus-crypt axis in rat jejunum. Biol Trace Elem Res 1994; 42: 179-190

53. Elsenhans, B, K Kolb, K Schümann, W Forth. Endogenous intestinal metallothionein possibly contributes to the the renal accumulation of cadmium. IARC Sci Publications 1992; 118: 225-230

54. Sahagian, BM, I Harding-Barlow, HM Perry, Jr. Transmural movement of zinc, manganese, cadmium and mercury by rat intestine. J Nutr 1967; 93: 291-298

55. Elsenhans, B. Experimentelle Methoden. In: Caspary, WF, Herausgeber. Handbuch der inneren Medizin, Band III/3A, Dünndarm. Berlin, Heidelberg: Springer Verlag, 1983: 105-121

56. Schümann, K, B Elsenhans, G Strugala, G Hunder. Influence of low luminal cadmium concentrations on transfer of water and cadmium in the rat small intestine in vitro. Res Comm Chem Pathol Pharmacol 1993; 80: 93-104

57. Magos, L, M Webb, WH Butler. The effect of cadmium pretreatment on the nephrotoxic action and kidney uptake of mercury in male and female rats. Br J Exp Pathol 1974; 55: 589-594

58. Webb, M, L Magos. Cadmium-thionein and the protection by cadmium against the nephrotoxicity of mercury. Chem-Biol Interact 1976; 14: 357-369

59. Nolan, CV, ZA Shaikh. Induction of metallothionein in rat tissues following subchronic exposure to mercury shown by radioimmunoassay. Biol Trace Elem Res 1987; 12: 419-428

60. Nomiyama, K, H Nomiyama. Aggravated toxicities of cadmium chloride and mercury(II) chloride in zinc deficient rats. Acta Pharmacol Toxicol 1986; 59 (suppl. 7): 75-78

61. Holt, D, L Magos, M Webb. The interaction of cadmium-induced rat renal metallothionein with bivalent mercury in vitro. Chem-Biol Interact 1980; 32: 125-136

62. Chmielnicka, J, E Brzeznicka, A Sniady. Kidney concentrations and urinary excretion of mercury, zinc and copper following the administration of mercuric chloride and sodium selenite to rats. Arch Toxicol 1986; 59: 16-20

63. Elsenhans, B, K Schümann, W Forth. Toxic metals: interactions with essential metals. In: Rowland, IR, editor. Nutrition, Toxicity, and Cancer. Boca Raton: CRC Press, 1991: 223-258

64. Jeffery, EH, HT Jansen, JA Dellinger: In vivo interactions of aluminum with hepatic cytochrome P-450 and metallothionein. Fund Appl Toxicol 1987; 8: 541-548

65. Rosa, IV, PR Henry, CB Ammerman. Interrelationship of dietary phosphorus, aluminum and iron on performance and tissue mineral composition in lambs. J Anim Sci 1982; 55: 1231-1240

66. Abu-Hamdan, DK, SK Mahajam, SD Migdal, AS Prasad, FD McDonald: Zinc tolerance tests in uremia. Effect of ferrous sulfate and aluminum hydroxide. Ann Int Med 1986; 104: 50-57

67. Slikkerveer, A, FA de Wolff: Pharmacokinetics and toxicity of bismuth compounds. Med Toxicol Adverse Drug Exp 1989; 4: 303-323

68. Heinemann, A, G Strugala, B Elsenhans. Influence of hydroxycarboxylic acids on the water solubility of various bismuth compounds. Arzneim-Forsch/Drug Res 1995; 45: 48-51

69. Szymanska, JA, AJ Zelazowski. Effect of cadmium, mercury and bismuth on the copper content in rat tissues. Environm Res; 1979 19: 121-126

70. Elsenhans, B, R Beck, G Strugala, W Forth. Oral doses of bismuth, dietary zinc supply and trace-metal levels in the rat. In: Anke, M, D Meissner, CF Mills, editors. Trace Elements in Man and Animals - TEMA 8, Gersdorf: Verlag Media Touristik, 1993: 928-932

71. Szymanska, JA, EM Mogilnicka, BW Kaszper. Binding of bismuth in the kidney of the rat: the role of metallothionein-like proteins. Biochem Pharmacol 1977; 26: 257-258

72. Zelazowski, AJ, JA Szymanska, CS Cierniewski. Immunological properties of low molecular-weight proteins binding heavy metals in rat kidney and liver. Chem-Biol Interact 1980; 33: 115-125

73. Webb, M. Toxicological significance of metallothionein. Experientia Supplementum 1987; 52: 109-134

74. Hahn, CJ, GW Evans. Absorption of trace metals in the zinc-deficient rat. Am J Physiol 1975; 228: 1020-1023

75. Flanagan, PR, J Haist, I MacKenzie, LS Valberg. Intestinal absorption of zinc: competitive interaction with iron, cobalt, and copper in mice with sex-linked anemia (sla). Can J Physiol Pharmacol 1984; 62:1124-1128

76. Rosenberg, DW, A Kappas. Trace metal interactions in vivo: inorganic cobalt enhances urinary copper excretion without producing an associated zincuresis in rats. J Nutr 1989; 119: 1259-1268

77. Hill, CH. Studies of a nickel-zinc interaction in chicks. Fed Proc 1977; 36: 1106

78. Waalkes, MP, CD, Klaassen. Concentration of metallothionein in major organs of rats after administration of various metals. Fund Appl Toxicol 1985; 5: 473-477

79. Reichlmayr-Lais, AM, M Kirchgessner, AK Mathur. Zn- und Ni-Konzentration in Organen und Geweben von Ratten nach unterschiedlicher Zn- und Ni-Versorgung. 2. Mitteilung. Zu Interaktionen zwischen Nickel und Zink. Z Tierphysiol Tierernähr Futtermittelkd 1985; 53: 207-213

80. Spears, JW. Nickel as a "newer trace element" in the nutrition of domestic animals. J Anim Sci 1984; 59: 823-835

81. Schäfer, SG, U Femfert. Tin - a toxic heavy metal? A review of the literature. Reg Toxicol Pharmacol 1984; 4: 57-69

82. Valberg, LS, PR Flanagan, MJ Chamberlain. Effects of iron, tin, and copper on zinc absorption in humans. Am J Clin Nutr 1984; 40: 536-541

83. Schäfer, SG, W Forth. The influence of tin, nickel and cadmium on the intestinal absorption of iron. Ecotoxicol Environ Saf 1983; 7: 87-95

84. Zareba, G, J Chmielnicka, G Kustra. Interaction of tin and zinc in some processes of heme biosynthesis in rabbits. Ecotoxicol Environ Saf 1986; 11: 144-152

85. Chmielnicka, J, G Zareba, U Grabowska. Protective Effect of zinc on heme biosynthesis disturbances in rabbits after administration per os of tin. Ecotoxicol Environ Saf 1992; 24: 266-274

86. Matte, TD, PJ Landrigan, EL Baker. Occupational lead exposure. In: Needleman, HL, editor. Human Lead Exposure. Boca Raton: CRC Press, 1992: 155-168

87. Schümann, K, G Hunder. Die anthropogene Bleibelastung und ihre Risiken. Pharmazie in unserer Zeit 1997; 26: 143-151

88. Kentner, M, T Fischer, A Wilken. Biomonitoring bei beruflicher Bleieinwirkung - Belastungs- und Beanspruchungssituation in einer Akkumulatoren-fertigung im Zeitraum 1982 bis 1991. Zbl Arbeitsmed 1994; 44: 163-184

89. Ewers, U. Untersuchungen zur Cadmiumbelastung der Bevölkerung in der Bundesrepublik Deutschland. Schadstoffe und Umwelt, Band 4, Berlin: Erich Schmidt Verlag, 1990

90. Alessio, L, P Apostoli, A Forni, F Toffoletto. Biological monitoring of cadmium exposure - an Italian experience. Scand J Work Environ Health 1993; 19 suppl 1: 27-33

91. Dewell, P. Concentrations of cadmium in air and urine in an alkaline battery works. Ann Occup Hyg 1994; 38: 209-218

92. Günther, P. Quecksilber - Literatur studie zur Grundbelastung. Im Auftrag des Niedersächsischen Sozialministeriums, Hannover, 1992

93. Simon, M, P Jönk, G Wühl-Couturier, M Daunderer. Mercury, mercury alloys, and mercury compounds. In: Elvers, B, S Hawkins, G Schulz, editors. Ullmann's Encyclopedia of Industrial Chemistry, fifth, completely revised edition, vol. A 16. Weinheim: VCH Verlagsgesellschaft mbH, 1990: 269-298

94. Nordhagen, HP, DE Ellingsen, H Kjuus. Production and surveillance of mercury exposure over 40 years at a chloralkali plant. Ann Occup Hyg 1994; 38: 777-788

95. Diehl, JF. Schadstoffe in Lebensmittel - Exposition und Risikobewertung heute. Teil 1: Warnungen, Entwarnungen, Schwermetalle, Chlorkohlenwas-serstoffe. Ernähr Umsch 1998; 45:40-43

96. Sandstead, HH. Zinc deficiency. A public health problem? Am J Dis Child 1991; 145: 853-859

97. Sandstead, HH. Understanding zinc: Recent observations and interpretations. J Lab Clin Med 1994; 124: 322-327

98. Heseker, H. Zink. Funktionen, Physiologie, Stoffwechsel, Empfehlungen und Versorgung in der Bundesrepublik. Ernähr Umsch 1998; 45: 61-65

Anschrift des Autors:

B. Elsenhans
Walther-Straub-Institut für Pharmakologie und Toxikologie
Ludwig-Maximilians-Universität München
Nussbaumstrasse 26
D-80336 München

Die Bestimmung von Kupfer und Zink im Plasma und in den Korpuskulären Bestandteilen des Blutes bei Patienten mit prätermianler und terminaler Niereninsuffizienz

York Schmitt, Darmstadt

Zusammenfassung

Die Veränderungen der intrazellulären Spurenelementgehalte - beispielsweise Zink in den Granulozyten versus Plasma - zeigen eine andere Tendenz als die Veränderung im Plasma. Wahrscheinlich sind besonders im urämischen Stoffwechsel die Unterschiede zwischen den plasmatischen und den intrazellulären Änderungen sehr ausgeprägt. Im Gegensatz zu den Bestimmungen im Plasma weisen die Bestimmungen in den zellulären Bestandteilen der peripheren Blutes deutlich höhere Standardabweichungen auf. Dies könnte zumindest teilweise an der Probenvorbereitung liegen. Es kann jedoch auch angenommen werden, daß die interindividuellen Abweichungen auf Umverteilungsprozesse der Elemente bei Niereninsuffizienz zurückzuführen sind. Die bei Patienten mit präterminaler oder terminaler Niereninsuffizienz auftretenden Störungen könnten teilweise auf Störungen des Spurenelementhaushaltes zurückgeführt werden. So ist es denkbar, daß der erniedrigte Kupfergehalt ursächlich für die erhöhte Fragilität der Erythrozyten und ihre verkürzte Lebensdauer ist. Die bei urämischen Patienten auftretende Thrombozytopathie könnte im Zusammenhang mit der erhöhten Aluminiumbelastung der Thrombozyten gesehen werden.

Einleitung

Spurenelemente sind zum großen Teil biologisch essentielle Bestandteile des menschlichen Körpers, bei deren Entzug eine Vielzahl von Mangelerscheinungen hervorgerufen werden können. Die Resorption der meisten Spurenelemente erfolgt über den Magen-Darmtrakt, die Ausscheidung dagegen in vielen Fällen über die Niere und/oder zusätzlich über die Galle. Somit erklärt sich, daß gerade bei Patienten, die an präterminaler oder terminaler chronischer Niereninsuffizienz leiden, mit großer Wahrscheinlichkeit Veränderungen in der Homöostase der Spurenelemente auftreten, die einerseits als primärer Faktor Auslöser für weitere Erkrankungen darstellen oder sekundär als Folge solcher Erkrankungen zu finden sind. Spurenelemente werden bisher meistens nur im Plasma oder Serum gemessen, da dieses Untersuchungsmaterial einfach zugänglich und relativ einfach zu verarbeiten ist. Da aber nur ein geringer Prozentsatz der Spurenelemente im Plasma repräsentative Werte zeigt, muß davon ausgegangen werden, daß die Bestimmung in diesem Körperkompartiment keine endgültige Aussage über Mangelzustände oder Zustände von Intoxikationen ermöglicht. Aus diesem Grund sollte der intrazellulären Bestimmung der Spurenelemente beispielsweise in den Zellen des peripheren Blutes oder im Knochenmark vermehrte Aufmerksamkeit gewidmet werden.

Material und Methode

Nach Blutentnahme aus dem Shuntgefäß erfolgte die Zellisolation für alle Fraktionen des Blutes, wenn nicht anders bezeichnet, in Polypropylenhütchen mit angehängtem Deckel (Greiner GmbH, Nürtingen, FRG) mittels Eppendorfpipetten (Eppendorf GmbH, Hamburg, FRG) und Pipettenspitzen aus Polypropylen (Greiner GmbH, Nürtingen, FRG). Die Zentrifugation der Proben wurde jeweils in einer Zentrifuge 5414 S (Eppendorf GmbH, Hamburg, FRG) durchgeführt. Aliquote von 1,5 ml Heparinblut wurden für Vollblutproben proportioniert und bis zur Weiterverarbeitung bei -20 ° C eingefroren. Thrombozytenreiches Plasma (TRP) wurde durch Zentrifugieren von 1.5 ml heparinisiertem Vollblut (5 sec, 12000 U/m) gewonnen und die Thrombozytenzahl am automatischen Zellzähler bestimmt. Thrombozytenfreies Plasma (TFP) wurde entsprechend durch eine Zentrifugationszeit von 5 Minuten (12000 U/m) erhalten. Die Probe wurde anschließend am automatischen Zellzähler auf tatsächliche Freiheit an Thrombozyten überprüft. Die beiden Proben wurden bis zur Analyse bei -20 ° C tiefgefroren. Aus der Differenz der Messungen von TRP und TFP wurde unter Berücksichtigung der enthaltenen Thrombozytenzahlen der Spurenelementgehalt der Thrombozyten errechnet.

Die Trennmethode nach Lad (1) und Schwinger (2) wurde modifiziert: Die mittels Ammoniumheparinat antikoagulierte Blutprobe wurde mit Nycoprep™ 1.063 (Firma Nycomed, Oslo, Norwegen) im Verhältnis 1:1 überschichtet und zentrifugiert (1200 U/m, 350 g, 20°C, 15 min) (Fa. Rettich Rotixa KS). Als Ergebnis der

Zentrifugation erhält man eine deutlich abgetrennte Bande, die ca. 98% der im Blut befindlichen Thrombozyten enthält. Die Zellfraktion wurde vorsichtig abpipettiert und nach Bestimmung der Thrombozytenzahl am automatischen Zellzähler bis zur Analyse bei -20° C eingefroren. Der Bodensatz aus Erythrozyten und Leukozyten wurde nach vollständiger Entfernung des Überstandes vorsichtig mit einer Pasteurpipette über 4 ml des Trennmediums Polyprep™ 1.113 (Fa. Nycomed, Oslo, Norwegen) aufgeschichtet. Nach der Zentrifugation (1750 U/m, 20° C, 35 min) erhält man zwei deutlich getrennte Banden. Die obere enthält die mononukleären Zellen (MONO), die untere die polymorphnukleären Zellen (PMN).

Die Zellfraktionen wurden vorsichtig abgesaugt und nach Hämolyse der Erythrozyten mehrfach gewaschen und zuletzt in 1,5 ml Waschpuffer aufgeschwemmt (Vorgehensweise siehe Trennung mittels Ficoll-Hypaque-Dichtegradient). Die Zellzahl wurde mit dem automatischen Zellzähler gemessen, gleichzeitig wurden Ausstriche zur mikroskopischen Reinheitskontrolle angefertigt. Die Zellsuspensionen wurden bis zur weiteren Verarbeitung in einem Eppendorf-Hütchen bei -20 °C eingefroren. Der Spurenelementgehalt der Erythrozyten wurde aus der Spurenelementkonzentration im Vollblut, im thrombozytenfreiem Plasma und Parametern des Blutbilds bestimmt (3).

Die Probenhomogenisierung mit Ultraschall, wie von anderen Autoren (4, 5, 6) empfohlen, wurde durch 30-minütige Beschallung im US-Bad (Sonorex RK 510, Bandelin) mit einer Frequenz von 35 kHz und einer Leistung von 1000 W unternommen. Nach wiederholtem Einfrieren und Auftauen fanden sich Zellaggregate. Daher wurde zur Homogenisierung der Proben, die nach dem Auftauen Zellaggregate enthielten, ein Aufschluß mit einer enzymatischen Proteinspaltung durchgeführt.

Zur Messung der Spurenelementgehalte in den aufbereiteten Proben wurde die Technik der Atomabsorptionsspektrometrie (Tabelle 1) angewandt.

Ergebnisse

Die nachstehend aufgeführten Referenzbereiche (Tabelle 2) wurden an einem Kollektiv von Blutspendern der Blutzentrale des Katharinenhospitals ermittelt: Bei einer normal verteilten Grundgesamtheit fand sich für Kupfer ein Mittelwert im Plasma von 14,3 µmol/l (SA 3,55). Der Median lag bei 14,0 µmol/l. Bezüglich des Zinks ergab sich ein Mittelwert von 16,3 ±4,79 µmol/l. Diesem stand bei einer Normalverteilung ein Median von 17,0 µmol/l gegenüber. Die nachfolgend genannten Referenzbereiche konnten im Vollblut und in den korpuskulären Bestandteilen des peripheren Blutes ermittelt werden: Beim Vorliegen einer Normalverteilung ergab sich im Vollblut für Kupfer ein Mittelwert von 14,1 ±2,69 µmol/l. In 10^9 Erythrozyten lag der Mittelwert bei 1,22 ±0,42 nmol und in 10^9 Thrombozyten fanden sich 4,83 ±3,81 nmol. Die Werte im Vollblut und in den Erythrozyten waren normal verteilt. In den polymorphkernigen und in den mononukleären Granulozyten konnte kein Kupfer nachgewiesen werden. Im Vollblut ergab sich für Zink ein Mittelwert von 71 ±11,9 µmol/l. Hier waren die Werte normal verteilt. Beim Vorliegen einer Normalverteilung fanden sich 12,8 ±1,1 nmol/10^9 Erythrozyten, in den Thrombozyten ergab sich ein Mittelwert von 9,5 ±9,6 nmol/10^9 Zellen, in den polymorphkernigen Granulozyten ein Mittelwert von 387 ±164 nmol/10^9 Zellen und in den mononukleären Zellen ein Mittelwert von 402 ±311 nmol/10^9 Zellen.

Tab. 1: Temperaturprogramme des Graphitofens für die Spurenelemente

Schritt	1	2	3	4	5	6	7	8
Temperatur (°C)								
Kupfer	100	120	500	500	900	900	2000	2650
Zink	100	110	180	400	-	-	1200	2650
Rampe (sec)								
Kupfer	1	30	1	1	10	1	0	1
Zink	1	30	1	1	-	-	1	1
Halten (sec)								
Kupfer	10	10	20	10	30	3	10	5
Zink	30	10	10	30	-	-	10	3
Gasstrom (ml/min)								
Kupfer	300	300	300A	300	300	0	0	300
Zink	300	300	300	300	-	-	200	300

Bei den präterminal niereninsuffizienten Patienten (Tabelle 3) fand sich ein Mittelwert bei Kupfer im Plasma von 12,4 ±2,82 µmol/l, bei den prädialytischen Abnahmen im terminalen niereninsuffizienten Patientengut ergab sich ein Mittelwert von 15,5 ±4,21, bei den postdialytischen Abnahmen ein Mittelwert von 19,6 ±4,35 µmol/l. Der Mittelwert von Zink bei den präterminalen niereninsuffizienten Patienten lag bei 9,43 ±3,05 µmol/l, der Mittelwert prädialytisch bei 8,65 ±2,17 µmol/l und postdialytisch bei 10,1 ±2,17 µmol/l. Die übrigen Werte der präterminal niereninsuffizienten Patienten können der Tabelle 3 und die Werte der terminal niereninsuffizienten der Tabelle 4 entnommen werden.

Tab. 2: Normwerte der Spurenelemente bei Blutspendern

Element	Kupfer	Zink	Ort und Einheit
Mittelwert	14,3	16,3	Plasma
Median	14,0	17,1	μmol/l
Std.abw.	3,55	4,79	
Mittelwert	14,0	71,0	Vollblut
Median	13,8	72,2	μmol/l
Std.abw.	2,69	11,9	
Mittelwert	1,22	12,8	Erythrozyten
Median	1,27	12,8	nmol/10^9 Zellen
Std.abw.	0,42	1,10	
Mittelwert	4,83	9,50	Thrombozyten
Median	3,54	7,40	nmol/10^9 Zellen
Std.abw.	3,81	6,00	
Mittelwert	< NWG	388	polym. Granuloz.
Median	< NWG	366	nmol/10^9 Zellen
Std.abw.	< NWG	164	
Mittelwert	< NWG	403	mono. Granuloz.
Median	< NWG	373	nmol/10^9 Zellen
Std.abw.	< NWG	312	

Diskussion

Kupfer

Eine ausgeprägte Störung des Kupferstoffwechsels kann bei beiden Patienten-gruppen nicht festgestellt werden. Die Ursache der erniedrigten, noch im Referenzbereich liegenden Konzentrationen in Vollblut und Plasma könnte in einer reduzierten intestinalen Absorption liegen. Über die Nahrung aufgenommenes, im Darm resorbiertes Kupfer gelangt in die Leber, in der es zur Produktion des Transportproteins Coeruloplasmin benötigt wird.

Tab. 3:   Werte der Spurenelemente bei präterminal niereninsuffizienten Patienten

Element	Kupfer	Zink	Ort und Einheit
Mittelwert	12,4	9,43	Plasma
Median	12,4	9,10	µmol/l
Std.abw.	2,82	3,05	
Mittelwert	12,8	71,4	Vollblut
Median	12,4	70,6	µmol/l
Std.abw.	2,30	10,7	
Mittelwert	1,28	18,5	Erythrozyten
Median	1,20	17,0	nmol/10^9 Zellen
Std.abw.	0,45	4,21	
Mittelwert	11,5	16,6	Thrombozyten
Median	11,0	16,0	nmol/10^9 Zellen
Std.abw.	7,00	9,40	
Mittelwert	< NWG	232	polym. Granuloz.
Median	< NWG	211	nmol/10^9 Zellen
Std.abw.	< NWG	106	
Mittelwert	< NWG	209	mono. Granuloz.
Median	< NWG	199	nmol/10^9 Zellen
Std.abw.	< NWG	81,5	

Im Plasma liegt Kupfer vor allem an Albumin gebunden vor, doch auch die Erythrozyten weisen einen geringen Kupferanteil auf. Etwa 60 % befinden sich im aktiven Zentrum der Superoxiddismutase, einem sehr wichtigen Enzym, welches toxische Radikalbildungen, Entzündungen und Gewebszerstörungen verhindert und zu dessen Konformationsstabilisierung im übrigen auch Zink benötigt wird (7).

Die restlichen 40 % liegen im Komplex mit Aminosäuren gebunden vor (8).

Eine Reihe von Untersuchern beobachtete bei Patienten mit terminaler Niereninsuffizienz erniedrigte Aktivitäten antioxidativer Enzyme, u.a. auch der Superoxiddismutase (9, 10, 11). Dieser Befund könnte Ausdruck eines erniedrigten Kupfergehaltes der Erythrozyten sein, wie ihn auch die beiden hier untersuchten Patientengruppen aufzeigen.

Tab. 4: Werte der Spurenelemente bei terminal niereninsuffizienten Patienten

Element	Kupfer	Zink	Ort und Einheit
Mittelwert	15,5	8,65	Plasma
Median	13,9	8,60	µmol/l
Std.abw.	4,21	2,17	
Mittelwert	14,0	65,3	Vollblut
Median	13,4	67,6	µmol/l
Std.abw.	2,92	7,03	
Mittelwert	1,01	17,8	Erythrozyten
Median	0,80	17,9	nmol/10^9 Zellen
Std.abw.	0,47	3,63	
Mittelwert	18,3	14,3	Thrombozyten
Median	20,0	14,0	nmol/10^9 Zellen
Std.abw.	9,28	8,45	
Mittelwert	< NWG	154	polym. Granuloz.
Median	< NWG	146	nmol/10^9 Zellen
Std.abw.	< NWG	74,3	
Mittelwert	< NWG	138	mono. Granuloz.
Median	< NWG	140	nmol/10^9 Zellen
Std.abw.	< NWG	73,6	

Bei der verkürzten Erythrozytenlebensdauer könnte somit der oxidativen Zerstörung von Erythrozyten eine wesentliche Bedeutung zukommen. Da Kupfer auch im Lipidstoffwechsel eine Rolle spielt, wäre zukünftig im Rahmen der erhöhten Fragilität von Erythrozyten bei urämischen Patienten auch an eine mögliche Veränderung der Lipidzusammensetzung von Erythrozytenmembranen zu denken.

Bei allen untersuchten Patienten liegen die enthaltenen Kupfermengen jedoch unterhalb der Nachweisgrenze, womit die Organpräferenz des Kupfers, d.h. Leber-, Hirn- und Herzgewebe unterstrichen wird. Der Leukozytengehalt als Indikator eines Kupfermangels ist somit ungeeignet.

Auffallend ist bei beiden Patientengruppen der hohe Gehalt der Thrombozyten an Kupfer. Es ist jedoch nicht anzunehmen, daß sie eine Speicherfunktion ausüben und somit Kupferreserven darstellen. Vielmehr ist von einer Thrombozytopathie auszugehen, die vielfach bei Patienten mit Nierenfunktionsstörungen in Form hämorrhagischer Diathesen zu beobachten ist. Als Ursache einer Kupferanreicherung käme daher ein durch Urämietoxine gestörter Metabolismus bzw.

ein Mangel an energiereichen Substraten in den Thrombozyten in Frage (12). Aluminium könnte als etwaiger Komplexbildner zu diesem Substratmangel beitragen.

Ferner ist der physiologische Antagonismus zwischen Kupfer und Zink zu erwähnen, der im Falle einer Zinksubstitutionstherapie bei urämischen Patienten eine reduzierte Kupferaufnahme zur Folge haben kann. Ein durch diesen Mechanismus verursachter Kupfermangel kann jedoch nur für denjenigen Patienten in Frage kommen, der aufgrund oraler Zinkverabreichungen eine normale Zink- und eine erniedrigte Kupferkonzentration im Plasma aufwies. Die von Fischer et al. (13) beschriebene direkte Beeinflussung des Kupfergehaltes durch orale Zinkgaben kann somit für diesen Patienten bestätigt werden.

Da der Leukozytengehalt für die Beurteilung nicht zur Verfügung steht und die Thrombozyten ein noch ungeklärtes kumulatives Verhalten aufzeigen, ist die Bestimmung der Erythrozytenkonzentration hilfreich, insbesondere aufgrund der essentiellen Bedeutung ihres Kupfergehaltes für die Aktivität der Superoxiddismutase. Eine zusätzliche plasmatische Konzentrationsbestimmung ist dabei unter Berücksichtigung der beschriebenen einflußnehmenden Faktoren als Anhaltspunkt für die Ausgangssituation bzw. Kontrolle über getroffene Maßnahmen durchaus verwertbar.

Zink

Die Ergebnisse der vorliegenden Arbeit belegen, daß sowohl bei Patienten mit präterminaler Niereninsuffizienz als auch bei Hämodialysepatienten im Vergleich zu Gesunden Unterschiede im Zinkhaushalt bestehen.

In Einklang mit Beobachtungen anderer Autoren (14, 15) weisen beide untersuchte Patientengruppen erniedrigte Plasmakonzentrationen auf. Nach bisher vorliegenden Befunden ist anzunehmen, daß bei urämischen Patienten die Pathogenese dieses Zinkmangels auf gestörten Resorptionsbedingungen beruht (16). Es werden dabei mehrere Faktoren in Erwägung gezogen, wobei vorwiegend eine Malabsorption als Folge chronischer Enteritiden diskutiert wird. Dabei kann es zu exzessiven Verlusten kommen, durch die 5fach mehr Zink verloren geht als aufgenommen wird (17). Ferner wird eine durch das urämische Milieu bedingte tubuläre Rückresorptionsstörung vermutet. Das durch Aluminiumhydroxid im Intestinaltrakt angehäufte Phosphat gilt als zinkbindender Bestandteil, der zu einer beträchtlichen Unterdrückung der Zinkabsorption führen kann (18).

In Anbetracht der zahlreichen Einflußmöglichkeiten scheint es also nicht möglich zu sein, einen Zinkmangel nur anhand der Plasmakonzentration zu diagnostizieren, zumal die dort befindliche Menge lediglich 1-2 % des gesamten

Pools ausmacht. Der größte Teil des im Blut befindlichen Zinks von etwa 85 % entfällt auf die Erythrozyten durch ihren Gehalt an dem Zinkmetalloenzym Carboanhydrase (19). In Übereinstimmung mit Ergebnissen anderer Autoren (20, 21, 22) weisen beide Patientengruppen relativ erhöhte Zinkkonzentrationen in den Erythrozyten auf. Hinks et al. (23) empfehlen die Messung des Erythrozytengehaltes, um aufgrund ihrer Durchschnittslebenszeit von 120 Tagen einen Langzeitstatus anzuzeigen. Bei der Darstellung akuter Veränderungen könnten Leukozyten durch ihre kürzere Lebensdauer besser geeignet sein, vor allem jedoch weil sie im Gegensatz zu Erythrozyten und Thrombozyten kernhaltig, stoffwechselaktiver und damit repräsentativer für andere Körperzellen sind (24, 25).

Aus dem Plasma gewonnene Meßergebnisse stellen zwar keinen prinzipiell verbindlichen Parameter für die bestehenden Verteilungsverhältnisse dar (26), jedoch zeigen die Ergebnisse der Zellanalysen, daß es kein Probenmaterial gibt, welches dem Plasma in seiner praktischen Bedeutung überlegen wäre.

Literatur

1. Lad P.M., Easton J., Niedzin H. et al (1988) J Immunol Methods 13, 110 (2) 193-202
2. Schwinger R., Antoni D.H., Guder W.G. (1987) J Trace Elem Electrolytes Health Dis 1: 89-98
3. Ladefoged K, Hagen K. (1988) Clin Chim Acta 177: 157-166
4. Frandsen N.J., McNair P. (1989) Clin Chem 35/9: 1986-1989
5. Hosseini J.M., Yang X.Y., Elin R.J. (1989) Clin Chem 35/7: 1404-1407
6. Urdal P., Landmark K. (1989) Clin Chem 35/7: 1559-1560
7. Ebner H. (1988) Medwelt 39: 894-898
8. Evans G.W. (1973) Physiol Rev 53: 535-539
9. Chauhan D.P., Gupta P.H., Nampoothiri M.R.N. (1982) Clin Chim Acta 123: 153-159
10. Gardiner P.E., Gessner H., Brätter P. et al (1984) J Clin Chem Clin Biochem 22: 159-163
11. Shainkin-Kestenbaum R., Caruso C., Berlyne G.M. (1990) Nephron 55: 251-253
12. Horowith H.J. (1970) Arch Intern Med 126: 823-825
13. Fischer W.F., Giroux A., L'Abbe M.R. (1981) Am J Clin Nutr 34: 1670-1675
14. Foote J.W., Hinks L.J. (1988) Ann Clin Biochem 25: 398-402
15. Hachache T., Meftahi H., Foret M. et al (1989) Nephrologie 10: 87-90
16. Kouw P.M., Konings C.H., de Vries P.J., Meulen J. (1989) Ann Clin Biochem 26: 455-456
17. Cheek D.B., Hay H.J., Lattanzio L. et al (1984) Aust NZ J Med 14: 638-642
18. Torrubia J.O., Garay R. (1989) J Cell Physiol 138: 316-322
19. Kruse-Jarres J.D. (1987) VitaMinSpur 2: 6-12
20. Blomfield J., McPerson J., George C.R. (1989) Br Med J 2: 141-145
21. Mahajan S., Gardiner H., Abbasi A. et al (1978) Trans Am Soc Artif Intern Organs 24: 50-54

22. Mahajan S., Prasad A., Rabbami P. et al (1979) J Lab Clin Med 94: 693-698
23. Hinks L.J., Clayto B.E., Lloyd R.S. (1993) J Clin Pathol 36: 1016-1021
24. Dyckner T., Wester P.O. (1985) J Am Coll Nutr 4: 619-625
25. Patrick J., Dervish C. (1984) Crit Rev Clin Lab Sci 2: 95-114
26. Kruse-Jarres, J.D. (1990) VitaMinSpur 5: 6-17

Anschrift des Autors:

Y. Schmitt
Institut für Labormedizin
Klinikum Darmstadt
D-64276 Darmstadt

Skelettwirkungen von alimentärem Zinkmangel bei wachsenden Ratten

Johannes Eberle, Sabine Schmidmayer, Reinhold G. Erben, Manfred Stangassinger, Hans-Peter Roth, München

Zusammenfassung

Es war Ziel der vorliegenden Studie die Knocheneffekte eines isolierten alimentären Zinkmangels mit den Methoden der quantitativen Histomorphometrie zu untersuchen.

Dazu wurden 24 Sprague-Dawley Ratten (101g±2g KG, Tag 0) in zwei Gruppen von je 12 Tieren eingeteilt. Die Tiere erhielten eine gereinigte, semisynthetische Diät auf Casein-Basis (0.76 mg Zink/kg) oder die gleiche Diät nach Zulage von 60 mg Zink per kg. Die Versuchsdiät und bi-dest. Wasser standen ad libitum zur Verfügung. Alle Tiere wurden nach 42 Tagen getötet und der rechte Femur für die histomorphometrischen Untersuchungen entnommen.

Im Vergleich zu den Kontrolltieren war bei den Zink-Mangeltieren das Körpergewicht signifikant erniedrigt (-50%) sowie die Plasma- und Femur-Zink-Konzentrationen um 80 % vermindert. Die histomorphometrische Auswertung der distalen Femur-Metaphyse ergab, daß isolierter Zinkmangel zu einer Erniedrigung der trabekulären Knochenmasse (-45%, p<0.01) und zu einer Veränderung der Mikroarchitektur des trabekulären Knochens mit weniger und dünneren Trabekeln führte (Trabekelanzahl -38%, p<0.001; mittlere Trabekelbreite -13%, p<0.05). Zusätzlich zu der Osteopenie wurde bei den Zn-Mangelratten im Vergleich zu den Kontrolltieren eine signifikante Verminderung der mit Osteoid (-38%, p<0.01) und der mit Osteoblasten bedeckten Knochenoberfläche (-30%, p<0.05) sowie der Osteoklastenanzahl (-38%, p<0.01) festgestellt.

Diese Knochenveränderungen bei wachsenden, zinkarm versorgten Ratten entsprechen am ehesten dem Zustand einer "low turnover-Osteopenie". Ebenso stützen die vorliegenden Ergebnisse die Vermutung, daß Zinkmangel per se ein Risikofaktor bei der Entstehung der Osteoporose sein kann. Studien mit adulten, pair-gefütterten Tieren könnten diese Zusammenhänge weiter klären.

Einführung

Der Einfluß des Spurenelements Zink (Zn) auf verschiedene Vorgänge im Knochenstoffwechsel ist in der Literatur wiederholt beschrieben [1]. So wird beispielsweise die Knochen-Zn-Konzentration zur Erfassung des Zn-Status von Versuchstieren herangezogen, da dieser Parameter eng mit einer mangelnden Zn-Versorgung korreliert ist [2]. Verschiedene Autoren berichten positive Zn-Effekte auf Chondrozyten und Osteoblasten, Zellen, die für eine normalen Kalzifizierung und Matrixsynthese in den Wachstumszonen der Knochen von Bedeutung sind [3]. Weiterhin zeigen andere Studien die negativen Effekte von Zn-Mangel auf die Kollagen-Biosynthese und auf die Aktivität Zn-abhängiger Enzyme im Knochen auf [4]. In in vitro Untersuchungen hatte der Zusatz von Zink hemmende Effekte auf Osteoklasten und Osteoklasten-Vorläuferzellen [5]. Sherman et al. [6] fanden, daß sich bei Ratten eine durch Ovariektomie induzierte Osteopenie durch Zn-Sulfat bzw. Zn-bindende Dipeptide verhindern läßt. Möglicherweise stellt also isolierter Zn-Mangel einen Risikofaktor für die Entwicklung einer Osteoporose auch im Humanbereich dar. Exakte Daten über die strukturellen und zellulären Veränderungen im Knochen bei mangelnder Zinkversorgung könnten diesen Zusammenhang weiter klären helfen.

Es war daher Ziel der vorliegenden Studie die Knocheneffekte eines isolierten alimentären Zinkmangels mit den Methoden der quantitativen Histomorphometrie zu untersuchen [7].

Material und Methoden

Tierversuch und Diät

Es wurden 24 Sprague-Dawley Ratten (101g±2g KG, Tag 0) in zwei Gruppen von je 12 Tieren eingeteilt. Die Tiere erhielten eine gereinigte, semisynthetische Diät auf Casein Basis (0.76 mg Zink/kg) (= -Zn) oder die gleiche Diät nach Zulage von 60 mg Zink per kg (= +Zn). Die Versuchsdiät, deren Zusammensetzung in Tabelle 1 gezeigt ist, und bi-dest. Wasser standen den Tieren ad libitum zur Verfügung.

Die Aufstallung erfolgte in metallfreien Käfigen in einer klimatisierten Versuchskammer bei 23 °C , 60% relativer Luftfeuchtigkeit und einem 12 h Tag-Nacht-Zyklus. Alle Tiere wurden nach 42 Tagen unter Ethernarkose dekapitiert.

Zn-Analyse

Der linke Femur wurde nach Trocknung bis zur Gewichtskonstanz für 48 h bei 480 °C verascht und die Asche in 0.6 mol/L HCl aufgenommen. Die Plasma-Zn-Konzentration und die Zn-Konzentration der Femur-Asche-Lösung wurden direkt in der Flamme am Atomabsorptionsspektrometer (Model 5100, Perkin-Elmer, Überlingen, Deutschland) bestimmt. Die Femur-Zn-Konzentration wurde auf die Trockenmasse der Proben bezogen. Die Aktivität der Alkalischen Phosphatase (AP) im Plasma wurde mittels eines Test Kits (Boehringer, Mannheim, Deutschland) am Auto Analyzer (Hitachi S704, Boehringer, Mannheim, Deutschland) gemessen.

Tab. 1: Zusammensetzung der Versuchsdiät[a]

Komponente	g/kg Diät
Casein	200.000
Maisstärke	397.486
Dextrin	132.000
Saccharose	100.000
Cellulose	50.000
Sojabohnenöl	70.000
Mineralstoffe[b]	35.000
Vitamine[c]	10.000
L-Cystein	3.000
Tertiäres Butylhydrochinon	0.014
Cholin-bitartrat	2.500

[a] Zn-Analyse der Diät ergab 0.76 mg Zn/kg Diät
[b] Mineralstoffe pro kg Diät:
NaCl 2.59 g; KH_2PO_4 6.86 g; MgO 0.84 g; $CaCO_3$ 12.50 g; $K_3(C_6H_5O_7)$ • 7 H_2O 2.48 g; K_2SO_4 1.63 g; $Fe(C_6H_5O_7)$ • H_2O 212.00 mg; $MnCO_3$ • H_2O 22.05 mg; $CuCO_3$ • $Cu(OH)_2$ 10.50 mg; KJO_3 0.35 mg; Na_2SeO_4 0.36 mg; $(NH_4)_6Mo_7O_{24}$ • 4 H_2O 0.28 mg; $KCr(SO_4)_2$ • 12 H_2O 9.63 mg; NaF 2.22 mg; $NiCO_3$ • $2Ni(OH)_2$ • 4 H_2O 1.11 mg; NH_4VO_3, 0.23 mg; Na_2O_3Si • 9 H_2O 50.75 mg; LiCl 0.61 mg; H_3BO_3 2.85 mg; Saccharose gepudert 7792.75 mg
[c] Vitamine pro kg Diät:
Vitamin A (500.000 IU/g) 8mg; Vitamin D (400.000 IU/g) 2,5 mg; Vitamin E(500 IU/g) 150 mg; Nicotinsäure 30 mg; Ca-D(+)-pantothenat 15 mg; Pyridoxalhydrochlorid 5 mg; Thiaminchloridhydrochlorid 5 mg;   Riboflavin 6 mg; Folsäure 2 mg; Vitamin K_1 (0,1% Phytomenadion Verreibung) 750 mg; Vitamin B_{12} (0.1% Mannit-Verreibung) 25 mg; Vitamin H (0,1% D(+)-Biotin Verreibung) 200 mg; Saccharose ad 10 g;

Histologie

Der distale Teil des rechten Femur (10 mm) wurde unmittelbar nach Entnahme in
40% Ethanol bei 4°C für 48 h fixiert. Alle weiteren Arbeitsschritte der Fixation,
Dehydration und Infiltration wurden ebenfalls bei 4 °C auf einem Magnetrührer
ausgeführt. Die Einbettung der unentkalkten Knochen in Methylmethacrylat ist
bei Schenk et al. [8] beschrieben. Durch eine reproduzierbare mittlere Sagittal-
ebene des Femurs wurden an einem HM 360 Mikrotom(Microm, Walldorf,
Deutschland) 5 µm dicke Schnitte hergestellt und einer Toluidinblau-Färbung
bzw. einer Von-Kossa-Färbung unterzogen.

Histomorphometrie

Die gesamten histomorphometrischen Messungen wurden nach den Richtlinien
und der Nomenklatur der American Society of Bone and Mineral Research [9]
durchgeführt.

Strukturelle Parameter

Zur Bestimmung der strukturellen Parameter wurden die Von-Kossa gefärbten
Schnitte an einem Zeiss Stereo Mikroskop, verbunden mit einer Bosch Meß-
kamera, vollautomatisch mittels Bildanalyse (VIDAS, C. Zeiss, Oberkochen,
Deutschland) ausgewertet. Die mittlere Meßfeldgröße betrug 17 mm². Dabei
wurden die innerhalb der Meßfläche (Tissue area, T.Ar) gelegene Anzahl an
Knochentrabekel (Number of trabeculae, N.Tb), die Summe der Flächen der
Knochentrabekel (Total bone area, Tt.B.Ar) und die Summe der Umfänge der
Knochentrabekel (Total bone perimeter, Tt.B.Pm) automatisch vom Bildanalyse-
system bestimmt. Daraus wurden dann der %-Anteil von kalzifiziertem Knochen
und kalzifiziertem Knorpel an der gesamten Meßfläche (=trabekuläre Knochenmasse, Tt.B.Ar/T.Ar), die mittlere Trabekelbreite (Tt.B.Ar/Tt.B.Pm) und die
Anzahl der Trabekel pro mm² Gewebefläche (N.Tb/T.Ar) errechnet.

Zelluläre Parameter

Zur Bestimmung der zellulären Parameter wurden die Toluidinblau gefärbten
Schnitte halbautomatisch (Videoplan, C. Zeiss) an einem Zeiss Mikroskop mit
Zeichenapparat ausgewertet. Folgende Parameter wurden zunächst bei einer
Vergrößerung von x200 ermittelt: Knochenoberfläche (Bone perimeter, B.Pm),
Osteoid bedeckte Knochenoberfläche (Osteoid perimeter, O.Pm), Osteoblasten
bedeckte Knochenoberfläche (Osteoblast perimeter, Ob.Pm) und die Anzahl der

Osteoklasten (Number of osteoclasts, N.Oc). Für die Ergebnisdarstellung wurden die genannten Meßgrößen jeweils als %-Anteil der Knochenoberfläche (# / B.Pm) angegeben.

Statistik

Die Ergebnisse wurden statistisch mit SPSS 7.0 für Windows 95 (SPSS, Chicago, IL) verrechnet. Auf statistische Unterschiede wurde mit einem zweiseitigen t-Test geprüft. Dabei wurde $p < 0,05$ als statistisch signifikant betrachtet. Die Ergebnisse sind als Mittelwerte mit der dazugehörigen Standardabweichung dargestellt (Tab. 2 und 3).

Ergebnisse

Im Vergleich zu den Kontrolltieren war bei den Zn-Mangeltieren bei Versuchsende das Körpergewicht um 50 % erniedrigt ($174g\pm25g$ vs. $350g\pm16g$, p<0.001). Bereits nach 10 Versuchstagen war das verzögerte Wachstum der Zn-Mangelgruppe statistisch signifikant. Die Tiere der Zn-Mangelgruppe zeigten zudem typische Mangelsymptome (Hautläsionen an Extremitäten, Schwanz und Augen).
Die Zn-Konzentration im Plasma (-81%) und im Femur (-78%) sowie die Aktivität der AP im Plasma (-40%) waren in der Zn-Mangelgruppe im Vergleich zur Kontrollgruppe signifikant erniedrigt (Tab. 2).

Tab. 2: **Zn-Konzentrationen im Plasma und Femur und Aktivität der Alkalischen Phosphatase im Plasma der Kontroll- (+Zn) und der Zn-Mangelgruppe (-Zn)**

Parameter [a]	+Zn	-Zn	p
Plasma Zink, mg/L	1.40 ± 0.09	0.27 ± 0.09	p<0.001
Femur Zink, µg/g Trockenmasse	269 ± 15	60.1 ± 5.9	p<0.001
Alkalische Phosphatase, U/L	471 ± 109	281 ± 147	p<0.01
[a] Mittelwert ± s; n = 12			

Die histomorphometrische Auswertung der distalen Femur-Metaphyse ergab, daß isolierter Zinkmangel zu einer Erniedrigung der trabekulären Knochenmasse (-45%, $p<0.01$) und zu einer Veränderung der Mikroarchitektur des trabekulären Knochens mit weniger und dünneren Trabekeln führte (Trabekelanzahl -38%, $p<0.001$; mittlere Trabekelbreite -13%, $p<0.05$) (Abb. 1, Tab. 3).

Zusätzlich zu der Osteopenie wurde bei den Zn-Mangelratten im Vergleich zu den Kontrolltieren eine signifikante Verminderung der mit Osteoid (-38%, $p<0.01$) und der mit Osteoblasten bedeckten Knochenoberfläche (-30%, $p<0.05$) sowie der Osteoklastenanzahl (-38%, $p<0.01$) festgestellt (Tab. 3).

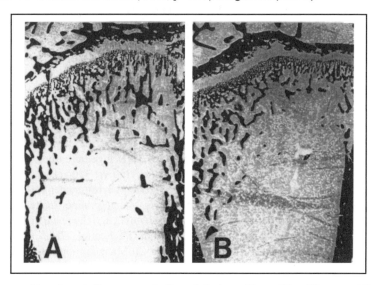

Abb. 1: **Repräsentative, unentkalkte Schnitte (5µm, Von-Kossa, x16) der distalen Femur-Metaphyse einer Kontoll- (A) u. einer Zn-Mangel-Ratte (B)**

Diskussion

In der vorliegenden Untersuchung konnte erstmals exakt histomorphometrisch gezeigt werden, daß alimentärer Zn-Mangel eine Osteopenie bei wachsenden Ratten auslösen kann. Da sowohl die osteoblastäre Knochenformation als auch die osteoklastäre Knochenresorption im Zn-Mangel reduziert war, läßt sich die vorliegende Form der Osteopenie am ehesten als „low turnover-Osteopenie" charakterisieren. Zur weiteren Aufklärung der Funktion von Zink bei der Knochenmineralisation sollten in Folgeexperimenten auch dynamische Knochenparameter mittels einer in vivo Fluoreszenz-Doppelmarkierung histomorphometrisch ermittelt werden.

Tab. 3: Histomorphometrische Daten an der distalen Femur Metaphyse der Kontroll- (+Zn) und der Zn-Mangelgruppe (-Zn)

Parameter [a]	+Zn	-Zn	p
Bone area (B.Ar/T.Ar), %	11.5 ± 4.4	6.31 ± 2.97	p<0.01
Bone perimeter (B.Pm/T.Ar), mm/mm^2	3.85 ± 1.00	2.41 ± 0.81	p<0.001
Trabecular width (Tb.Wi), μm	58.8 ± 7.5	50.9 ± 8.2	p<0.05
Trabecular number (Tb.N), #/mm	2.45 ± 0.64	1.53 ± 0.52	p<0.001
Trabecular separation (Tb.Sp), μm	389 ± 126	674 ± 219	p<0.001
Osteoid perimeter (O.Pm/B.Pm), %	26.9 ± 3.5	18.6 ± 9.4	p<0.05
Osteoblast perimeter (Ob.Pm/B.Pm), %	23.3 ± 4.6	16.4 ± 8.4	p<0.05
Osteoclast number (N.Oc/Md.Pm), #/mm	6.25 ± 1.46	3.90 ± 1.28	p<0.01
Osteoclast number (N.Oc/B.Pm), #/mm	4.56 ± 1.05	3.11 ± 0.95	p<0.01

[a] Mittelwert ± s; n = 12

Da in der vorliegenden Studie den Tieren die Versuchsdiät ad libitum zur Verfügung stand, stehen die beobachteten Skeletteffekte möglicherweise auch mit der reduzierten Futteraufnahme im Zn-Mangel und dem damit einhergehenden Energie- und Proteindefizit im Zusammenhang. Obgleich Fernandez-Madrid et al. [4] in einer auf diese Fragestellung ausgerichteten Studie eindeutig die Zn-Effekte gegen einen möglichen Energieeffekt abgrenzen konnten, sollten künftig ähnliche Untersuchungen zur Skelettfunktion von Zink mit pair-gefütterten Kontrollgruppen ergänzt werden.

In Übereinstimmung mit Parfitt et al. [10], der bei Patienten mit mainfester Osteoporose ebenfalls eine verminderte osteoblastäre Aktivität feststellte, ist demnach isolierter Zn-Mangel als Osteoporose-Risikofaktor durchaus denkbar. Um eine bessere Übertragbarkeit der tierexperimentellen Befunde auf Erwachsene im Humanbereich zu gewährleisten, sollten die Folgestudien zum Einfluß von Zink auf das Osteoporose-Geschehen mit adulten Ratten durchgeführt werden.

Literatur

1. Calhoun, N R, J C Smith jr, K L Becker. The role of zinc in bone metabolism. Clin Orthop 1974: 212-234.
2. Roth, H P, M Kirchgessner. Zum Gehalt von Zink, Kupfer, Eisen, Mangan und Calcium in Knochen von an Zink depletierten und repletierten Ratten. Zentralbl Veterinarmed A 1977; 24: 177-188.
3. Haumont, S. Distribution of zinc in bone tissue. J Histochem Cytochem 1961; 9: 141-145.
4. Fernandez Madrid, F, A S Prasad, D Oberleas. Effect of zinc deficiency on nucleic acids, collagen, and non-collagenous protein of the connective tissue. J Lab Clin Med 1973; 82: 951-961.
5. Holloway, W R, F M Collier, R E Herbst, J M Hodge, G C Nicholson. Osteoblast-mediated effects of zinc on isolated rat osteoclasts: inhibition of bone resorption and enhancement of osteoclast number. Bone 1996; 19: 137-142.
6. Sherman, S S, J C Smith jr, J D Tobin, J H Soares jr. Ovariectomy, dietary zinc, and bone metabolism in retired breeder rats. Am J Clin Nutr 1989; 49: 1184-1191.
7. Baron R, A Vignery, L Neff, A Silverglate, A Santamaria. Processing of undecalcified bone specimens for bone histomorphometry. In: Bone histomorphometry, techniques and interpretation (Recker, R R, editor), CRC Press, Boca Raton, Florida, 1983: 13-35.
8. Schenk, R K, A J Olah, W Herrmann. Preparation of calcified tissues for light microscopy. In: Methods of Calcified Tissue Preparation (Dickson, G R, editor), Elsevier Science Publisher B.V. Amsterdam, 1984: 1-56.
9. Parfitt, A M, M K Drezner, F H Glorieux, J A Kanis, H Malluche, P J Meunier, S M Ott, R R Recker. Bone histomorphometry, standardization of nomenclature, symbols, and units. Report of the ASBMR Histomorphometry Nomenclature Committee. J Bone Miner Res 1987; 2: 595-610.
10. Parfitt, A M, A R Villanueva, J Foldes, D S Rao. Relations between histologic indices of bone Formation: implications for thepathogenesis of spinal osteoporosis. J Bone Miner Res 1995; 10: 466-473.

Anschrift der Autoren:

J. Eberle, Sabine Schmidmayer, R. G. Erben, M. Stangassinger, H.-P. Roth
Institut für Physiologie, Physiologische Chemie und Tierernährung
Ludwig Maximilians Universität, München
Veterinärstrasse 13
D-80539 München

Molybdän im Säuglingsalter - Untersuchungen zur Versorgung von gesunden Säuglingen und Patienten

Erika Sievers, Kiel

Zusammenfassung

Muttermilch, die Nahrung gesunder gestillter Säuglinge, enthält < 10 µg Molybdän (Mo)/l. Bei nicht gestillten Säuglingen hängt die Molybdänzufuhr u.a. von der Wahl und der Verarbeitung des Rohstoffes der Nahrung ab. Werden Patienten im Säuglingsalter mit einer bilanzierten Diät ernährt, erfolgt eine tägliche Zufuhr von 30-80 µg Mo. Hierunter werden bei Frühgeborenen und diätetisch behandelten reifgeborenen Säuglingen höhere Retentionen und Plasmakonzentrationen des essentiellen Spurenelementes beobachtet. Ihre Notwendigkeit ist durch die Krankheitsbilder der Patienten nicht zu begründen.

Einleitung

Mo ist ein essentielles Spurenelement; in Form des Molybdän-Kofaktors ist es in den Enzymen Aldehydoxidase, Xanthinoxidase und Sulfitoxidase enthalten (1). Während gesunde Säuglinge überwiegend in den ersten Lebensmonaten gestillt werden, wird die Ernährung von Patienten im Säuglingsalter in Abhängigkeit von der Erkrankung oft in Form einer bilanzierten Diät nach der Diätverordnung (2) festgelegt. Mit Einführung der Beikost wird die Bedeutung der Milchnahrung für die Molybdänversorgung geringer. Durch die Erfassung der Retention in Bilanzstudien und Untersuchungen der Plasmakonzentration wurde geprüft, ob den initialen Unterschieden der Zufuhr klinische Relevanz zukommen kann.

Methoden zur Materialgewinnung im Säuglingsalter

Im Säuglingsalter wird bei Resorptions- und Bilanzstudien ein Untersuchungs-
zeitraum von 72 Stunden angestrebt. Es ist üblich, Ergebnisse dann als tägliche
Mengen bezogen auf das Körpergewicht anzugeben. Hierdurch wird der raschen
Gewichtszunahme in diesem Alter Rechnung getragen und die Vergleichbarkeit
der Befunde ermöglicht. Trinkmengen werden bei nicht gestillten Kindern durch
das Wiegen der Flasche vor und nach der Mahlzeit erfaßt. Bei gestillten Säuglingen wird das Kind selbst vor und nach der Mahlzeit gewogen. Diese indirekte
Erfassung der Trinkmenge erfolgt, um Störungen des Stillverhaltens der Mütter
zu verhindern.

Die Faeces werden in Bilanz- und Resorptionsstudien an der Universitäts-
Kinderklinik, Kiel, mit Vlieseinlagen gesammelt, die in die Windel eingelegt
werden. Urinsammlungen erfolgen mit Urinbeuteln (Hollister, Ballina, Irland),
die ein 24-Stunden-Ablaufsystem haben. Alle Materialien werden bei -20° C eingefroren. Analysen erfolgen (z.B. im Urin) direkt oder nach Veraschung mit
HNO_3 nach Tölg (Milch, Faeces, 4) in der Universitäts-Kinderklinik (Bilanzuntersuchungen). ICP-Massenspektrometrie wurde für Plasmaanalysen im Institut
für Geologie und Paläontologe, Universität Kiel eingesetzt.

Die Erfassung des Molybdänbedarfs bei Säuglingen

1. Erhebung der Zufuhr

Im Säuglingsalter haben drei Faktoren erheblichen Einfluß auf die Spurenele-
ment- und Mineralstoffzufuhr:
- Individuelle quantitative Aufnahme
- Ernährungsart und
- Konzentration in der Nahrung.

1.1. Die quantitative Nahrungsaufnahme

Die aufgenommene *Nahrungsmenge* unterliegt bei allen Säuglingen im Lebensjahr einer erheblichen Schwankung (5) und geht als individueller Faktor in die
Berechnung der Aufnahme eines Nährstoffes ein.

1.2. Die Art der Ernährung

Die Bedeutung der *Auswahl der Ernährung* für die Spurenelement- und Mineralstoffzufuhr im Säuglingsalter geht aus dem Ernährungsplan des Kinderernäh-
rungsinstituts, Dortmund, hervor (6):

Auch *gesunde Säuglinge* werden über einen langen Zeitraum ausschließlich
mit einem Lebensmittel ernährt. Seiner optimalen Zusammensetzung kommt
daher grundlegende Bedeutung zu. Die Kinder sollten daher in den ersten Monaten nur gestillt werden. Ist dies nicht möglich, wird die Gabe einer Säuglingsmilchnahrung empfohlen. Heute wird die Einführung der Beikost bei gestillten
Kindern erst nach dem 4.-6. Monat begonnen. Danach erfolgt der Aufbau der
Beikost idealer Weise über einen Kartoffel-Fleisch-Brei, Getreide-Milch-Brei
und Obstbrei zur Tischkost der Familie. Diese Auswahl der Lebensmittel legt
mittelbar die Spurenelement- und Mineralstoffzufuhr fest. Sie entspricht nicht in
jedem Fall den derzeitigen Empfehlungen der Deutschen Gesellschaft für Ernährung (7) für das einzelne Element.

Eine große *Patientengruppe* im Säuglingsalter, die einer langzeitigen ernäh-
rungsmedizinischen Betreuung bedarf, stellen Frühgeborene dar, deren Geburtsgewicht unter 1500 g liegt. Sie werden intravenös ernährt, bis der orale Nah-
rungsaufbau abgeschlossen ist. Früh- und reifgeborene Patienten mit Stoffwech-
selerkrankungen erhalten mehrheitlich mit Mo supplementierte bilanzierte Diäten
(2). Derzeitige Empfehlungen zur Molybdänzufuhr Frühgeborener liegen deutlich
niedriger (3).

1.3. Die Molybdänkonzentration der Nahrung

Die *Molybdänkonzentration der Nahrung* führt systematisch zu Veränderung der
Molybdänaufnahme der entsprechend ernährten Gruppe.

Analytische Ergebnisse in der *Muttermilch* (<2 (<2-8,4) µg Mo/l, n=14
Mütter), die in unseren Studien erzielt wurden, entsprechen bisherigen Angaben

in der Literatur: Casey et al. beschrieben einen Gehalt von 1-2 µg Mo/l (8), kürzlich publizierte Studien ergaben < 0,5 bis 5,3 µg Mo/l bzw. 1,43 ±1,77 und 1,7 ±1,62 µg Mo/l (9, 10). Ausnahmen stellen höhere Angaben aus Indien (11) und aus dem Bereich der Philippinen (12) dar. Möglicherweise ist dies auf regionale Faktoren in der Molybdänaufnahme der stillenden Probandinnen zu sehen, über die in den Arbeiten keine Aussagen gemacht werden.

Die *Konzentrationen in Säuglingsnahrungen* für gesunde Säuglinge weisen eine erhebliche Schwankungsbreite auf: Die Ergebnisse reichen von 17-196 µg Mo/l (13) entsprechen damit der Spannbreite, die auch bei verschiedenen Chargen einer Frühgeborenennahrung festgestellt wurde (14). Während hier Faktoren wie Rohstoffgehalt oder Produktionstechnik den Gehalt einzelner Chargen verändern, ist das Ziel der Anreicherung bei sog. bilanzierten Diäten grundsätzlich, eine Zufuhr von 30-80 µg Mo/Tag im ersten Lebensjahr zu erreichen (2). In einer Semi-Elementardiät, mit der Frühgeborene ernährt wurden, stellten wir eine Konzentration von 77 (34-153) µg Mo/l, in einer Diät bei PKU 38,1 (31,4-56,8) µg Mo/l fest.

Die Ernährung mit entsprechenden Produkten führt im Vergleich zu gestillten Säuglingen zur mehr als 20fachen Molybdänzufuhr.

2. Die Molybdänresorption

Studien mit stabilen Isotopen ermöglichen die Untersuchung ihrer Resorption im Kindesalter (15). Turnlund et al. zeigten, daß Molybdän zu mehr als 88 % resorbiert und überwiegend renal ausgeschieden wird. Die Molybdänretention wurde durch die Ausscheidung bestimmt und ein Bedarf von 25 µg Mo/Tag bei Erwachsenen ermittelt (16, 17). Untersuchungen bei 10 Frühgeborenen (18) ergaben eine Resorption von 92,5-99% der mit einer Milchmahlzeit gegebenen Menge (25 µg [100]Mo/kg). Auch hier erfolgte die Regulation vorwiegend über die Urinausscheidung. Es ist daher davon auszugehen, daß Mo auch bei Gabe in dieser Dosierung überwiegend resorbiert wird.

Studien zur Molybdänresorption unterstützen damit nicht die generelle Supplementierung von Säuglingsnahrungen für Patienten im Säuglingsalter mit Molybdän.

3. Die Molybdänretention

3.1 Frühgeborenennahrung: Bilanzstudien mit verschiedenen Chargen

Bilanzstudien erlauben eine Aussage zur „offensichtlichen Retention", der Menge des zurückbehaltenen Spurenelements. Trotz der Schwachpunkte einer meist zu niedrig ermittelten Ausscheidung liefern sie wertvolle Daten über die Verwertung der Nahrung. Wenngleich die Erfassung der Resorption mit stabilen Isotopen eine Alternative zur mühsamen Gewinnung von Bilanzen bei Säuglingen darstellt, so hat letztere ihre Bedeutung nicht verloren.

Auch verschiedene Chargen einer Frühgeborenennahrung können erhebliche Unterschiede in der Molybdänkonzentration aufweisen. Frühgeborene retinierten auch bei großen Unterschieden in der täglichen Zufuhr (2,2 bzw. 26,7 µg Mo/kg) wenig Molybdän (0,5 bzw. 1,1 µg Mo/kg); auch hier erfolgte die Molybdänausscheidung überwiegend über den Urin (14). Auch bei Patienten im Säuglingsalter erfolgt also keine Regulation der Molybdänretention über die Resorption.

3.2. Molybdänbilanz bei Frühgeborenen - Verlauf und Vergleich mit gesunden und diätetisch behandelten Reifgeborenen

Innerhalb der Gruppe der Frühgeborenen bedürfen diejenigen, deren Geburtsgewicht unter 1500 g und das Gestationsalter bei Geburt < 32 Wochen liegt, langfristig einer besonderen Ernährung. Diese wird teilweise durch eine parenterale Zufuhr ergänzt. Zu ihrer Molybdänversorgung liegen bisher wenige Daten vor (19).

Die Konzentrationen in den Nahrungen und die entsprechenden Urinkonzentrationen der Probanden sind auch in den Bilanzuntersuchungen von grundlegender Bedeutung (14, 18). In einer Verlaufsuntersuchung wurde daher die Molybdänbilanz dieser Patientengruppe zu drei Zeitpunkten unter den üblichen Veränderungen ihrer Ernährung erfaßt (Abb. 1, Tab.1):

1. Eine Woche nach Erreichen des vollständigen oralen Nahrungsaufbaus;
2. Nach Umstellung der Ernährung auf eine Frühgeborenennahrung;
3. Vergleichend mit gestillten und nicht gestillten gesunden Reifgeborenen sowie Säuglingen mit diätetisch behandelter Phenylketonurie (Sammelperiode I).

In der initial während des Klinikaufenthaltes gegebenen Semi-Elementardiät der Frühgeborenen und in der Diätnahrung der reifgeborenen Säuglinge mit PKU wurden hohe Molybdänkonzentrationen festgestellt, die mit entsprechend hohen Konzentration der Urinausscheidung (80 (12-178) µg Mo/l bzw. 29 (10-49) µg Mo/l einhergingen (Abb.1). Lediglich eine stillende Probandin wies eine Konzentration von 8 µg Mo/l in der Muttermilch auf. Im Urin gestillter Säuglinge war Molybdän im Median der Befunde nicht nachweisbar. Die Konzentration der Säuglingsmilchnahrung betrug im Median 7,5 (<2-18,4 µg Mo/l), entsprechende Urinkonzentrationen lagen im Median bei 10 (3-19 µg Mo/l).

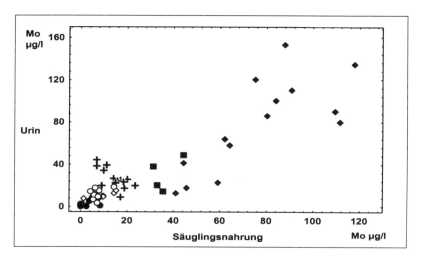

Abb. 1: Die Molybdänkonzentration in der Nahrung und im Urin von Früh- und Reifgeborenen, Bilanzstudie B, Einzelprobanden; Frühgeborene: ◆ semi-elementare Diät (n=14); + Frühgeborenennahrung (n=14); ◇ Säuglingsmilchnahrung (n=14). Reifgeborene: ● Muttermilch (n=16); O Säuglingsmilchnahrung (n=11); ■ Diät bei Phenylketonurie (n = 4). Aus technischen Gründen erfolgt keine Darstellung vollständig überlappender Werte

Diese Unterschiede spiegeln sich auch in den Ergebnissen der Retention wider (Tab. 1). Sie bestätigen bisherige Angaben in der Literatur für Kinder mit PKU (20). Unterschiede, wie sie zwischen Frühgeborenen zum 3. Untersuchungszeitpunkt (I) einerseits und den vergleichend untersuchten gestillten und nicht gestillten gesunden Reifgeborenen andererseits vorliegen, dürften von marginaler klinischer Bedeutung sein.

Die hoch positiven Bilanzuntersuchungen bei supplementierten Nahrungen werfen jedoch die Frage auf, ob dieses Ergebnis eine Folge der zugeführten Molybdänmenge oder der Art, in der Mo den Nahrungen zugesetzt wurde, ist. Dies erscheint insbesondere vor dem Hintergrund anderer Bilanzergebnisse von Bedeutung, bei denen wesentlich höhere, akzidentell vorliegende, Schwankungen der Molybdänkonzentration nicht zu einer Steigerung der Retention in vergleichbarem Umfang führten. Hierüber könnten sog. Speziationsanalysen Aufschluß geben, die bisher zwar in unterschiedlichen Milchen, nicht aber in Bilanzmaterialien, wie z. B. dem Urin der Kinder, durchgeführt wurden (21).

Tab. 1: Molybdänbilanzen bei Früh- und Reifgeborenen (Angaben als Median, Spannbreite)

	Frühgeborene		Reifgeborene		
	Semi-Elementardiät (Alfaré®)	Frühgeborenennahrung (Prematil®)	Säuglingsmilch-Nahrung (PreAptamil®)	Muttermilch	Diät bei PKU
Zeitpunkt	1	2	I	I	I
Alter, Wochen	7,6 3,3-11,4	10,6 5,7-13	15,9 10,4-17,9 • 3,3 2-4,9	3,4 2,6-4,3	3,6 2,6-4,7	4,1 3,1-4,7
Anzahl	14	14	14	11	14	4
	Mo µg/kg					
Tägliche Zufuhr	10,44 6,1-19,6	2,27 1,0-4,9	1,38 0,4-2,9	1,04 0,6-2,1	0,23 0,0-1,6	6,7 4,9-10,2
Tägliche Retention	4,4 0,9-7,8	-0,1 -2,0 bis 3,0	0,13 -1,6 bis 0,8	-0,42 -0,7 bis 0,6	-0,02 -0,9 bis 1,3	3,2 -0,2 bis 3,3

Tabelle nach (16)   • korrigiert nach Gestationsalter

4. Die Molybdänkonzentration im Plasma

Die Befunde aus Bilanzuntersuchungen führen zu der Frage, ob sich Auswirkungen auf die Plasmakonzentration der Säuglinge und damit einem weiteren

Meßparameter bzw. Untersuchungsansatz finden. Parallele Blutentnahmen zu den Bilanzuntersuchungen (s. Tab. 1) erlauben die Gegenüberstellung der Ergebnisse für Milch- und Plasmakonzentrationen bei den einzelnen Probanden. Es wird deutlich (Abb. 2), daß gestillte Kinder, deren Milch Mo nur in geringer Konzentration enthält, auch im Plasma sehr niedrige oder nicht nachweisbare Konzentrationen aufweisen.

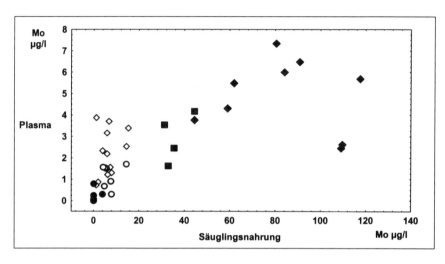

Abb. 2: Molybdänkonzentration in Säuglingsnahrung und Plasma.
1. Frühgeborene: ♦ semi-elementare Diät n=9, ◇ Säuglingsmilchnahrung n=12. 2. Reifgeborene: ● Muttermilch n=10, ○ Säuglingsmilchnahrung n=7, ■ PKU-Diät n=4. Aus technischen Gründen kann keine Darstellung überlappender Werte erfolgen.

Unterhalb einer Nahrungskonzentration von 20 µg Mo/l ergibt sich eine erhebliche Streubreite der Befunde für die Plasmakonzentration des Molybdän bei Säuglingen. Diese könnte in der Gruppe der Frühgeborenen, neben der Konzentration der aktuell gegebenen Säuglingsmilchnahrung auch durch die Molybdänretention aus der vorherigen Ernährung resultieren. Sowie die initial gegebene Semi-Elementardiät und die PKU-Diät sind mit höheren Plasmaspiegeln des Spurenelements Molybdän verbunden. Bisherige Angaben in der Literatur beschreiben zwar niedrigere Molybdänkonzentrationen im Plasma bei gestillten Kindern (23), Hinweise auf erhöhte Plasmaspiegel bei angereicherten Diäten für Säuglinge ergaben sich nicht.

Derzeit bestehen weite Unterschiede in der Molybdänversorgung gesunder gestillter und nicht gestillter Säuglinge sowie von Patienten im Säuglingsalter.

Frühgeborene sind in der Lage, Mo zu resorbieren und zu retinieren. Auch ohne Supplementierung enthalten Säuglingsmilchnahrungen meist deutlich mehr Mo als Muttermilch. Die darüberhinaus erfolgende Supplementierung von Diätnahrungen führt zu höherer Retention und höheren Plasmaspiegeln. Aus den vorliegenden Ergebnissen lassen sich keine Rückschlüsse ziehen, die dieses Vorgehen unterstützen. Da aber bisher unzureichende Daten über mögliche Nebeneffekte der Molybdänsupplementierung im Säuglingsalter vorliegen, sollte sie in der bisherigen Form nicht fortgeführt werden.

Danksagung

Den Familien der Probanden aller Studien und dem Pflegepersonal der Universitäts-Kinderklinik, Kiel, gilt der besondere Dank für ihre herausragendes Engagement und die Bereitschaft zur Mitarbeit an den Untersuchungen. Die Analysen der Plasmaproben wurden durch Herrn T. Arpe im Institut für Geologie und Mineralogie der Universität Kiel durchgeführt. Die Studien wurden unterstützt durch die Deutsche Forschungsgemeinschaft (Si 514/1) und durch die Firmen Milupa AG, Friedrichsdorf Ts. und Nestlé, München, die die untersuchten Produkte zur Verfügung stellten.

Literatur

1. Abumrad, N N, AJ Schmeider, D Steel, LS Rogers. Amino acid intolerance during prolonged total parenteral nutrition reversed by molybdate therapy. Am J Clin Nutr 1981; 34: 2551-2559.

2. Bundesminister für Jugend, Familie, Frauen und Gesundheit. Verordnung zur Änderung der Nährwert-Kennzeichnungsverordnung und der Diätverordnung. Bundesgesetzblatt 1988; Nr. 45: 1677-693.

3. Canadian Society of Pediatrics, Nutrition Committee. Nutrient needs and feeding of premature infants. Can Med Assoc J 1995; 152: 1765-1785.

4. Kotz, L, G Kaiser, P Tschöpel, und G Tölg. Aufschluß biologischer Matrices für die Bestimmung sehr niedriger Spurenelementgehalte bei begrenzter Einwaage mit Salpetersäure unter Druck in einem Teflongefäß. Zeitschrift für Analytische Chemie 1972; 260: 207-209.

5. Sievers, E, HD Oldigs, J Schaub: Longitudinaler Vergleich der Tages- / Einzeltrinkmengen gestillter / nicht gestillter Säuglinge. Monatsschr Kinderheilkd 1988; 136: 503.

6. Kersting, M, G Schöch. Säuglingsernährung 1995, Empfehlungen für die Ernährung von Säuglingen. München, Hans Marseille Verlag GmbH, 1995.

7. Deutsche Gesellschaft für Ernährung. Empfehlungen für die Nährstoffzufuhr. 5. Überarbeitung. Umschau-Verlag, Frankfurt/Main 1991.

8. Casey, C E, MC Neville. Studies in human lactation 3: Molybdenum and nickel in human milk during the first month of lactation. Am J Clin Nutr 1987: 45: 921-926.

9. Krachler, M, FS Li, E Rossipal, KJ Irgolic. Changes in the concentrations of trace elements in human milk during lactation. J Trace Elements Med Biol 1998; 12: 159-176.

10. Rossipal, E, M Krachler: Pattern of trace elements in human milk during the course of lactation. Nutr Res 1998; 19: 11-24

11. Dang, H S, DD Jaiswel, S Somasundara. Concentrations of four essential trace elements in breast milk of mothers from two socio-economic groups: Preliminary observations. Sci Total Environ 1984; 35: 85-89.

12. Parr, R M, EM Demaeyer, G Iyengar, AR Byrne, GF Kirkbright, G Schöch, L Ninistö, O Pineda, HL Vis, Y Hofvander, A Omololu. Minor and trace elements in human milk from Guatemala, Hungary, Nigeria, Philippines, Sweden and Zaire - results from a WHO/IAEA joint project. Biol Trace Elem Res 1991; 29: 51-74.

13. Heil, M A, I Steffan, F Haschke, B Pietschnig, Ä Böck. Molybdenum in infant formulas and molybdenum intake of a formula-fed infant. In: Anke, M, W Baumann (Hrsg.): 6th international trace element symposium Vol. 1: 322. Leipzig, Universität Leipzig, Leipzig, 1989: 322-329.

14. Sievers, E, HD Oldigs, K Dörner, J Schaub. Molybdenum balances in preterm Infants. Pediatr Res 1993; 33: 310A.

15. Davidson, L. The use of stable isotope techniques to study minerals and trace elements in infants. Monatsschr Kinderheilkd 1994; 142: S20-S25.

16. Turnlund, J R, WR Keyes, GL Peiffer. Molybdenum absorption, excretion, and retention studied with stable isotopes in young men at five intakes of dietary molybdenum. Am J Clin Nutr 1995; 62: 790-796.

17. Turnlund, J R, WR Keyes, GL Peiffer, G Chiang. Molybdenum absorption, excretion, and retention studied with stable isotopes in young men during depletion and repletion. Am J Clin Nutr 1995; 61: 1102-1109.

18. Sievers, E, D Garbe-Schönberg, K Dörner, Schaub, J. Stable isotope studies in trace element research: Assessment of the molybdenum metabolism in preterm infants. Pediatr Res 1995;   37: 319A.

19. Aziz, K, L Wayne, BS Anrews, Friel, J. Molybdenum requirements in low birth weight infants receiving parenteral and enteral nutrition. Pediatr Res 1997; 34: 228A.

20. Alexander, F W, BE Clayton, HT Delves. Mineral and trace-metal balances in children receiving normal and synthetic diets. Q J Med 1974; 169: 89-111.

21. Brätter, P, IN Blasco, VE Negretti De Brätter, A Raab. Speciation as an analytical aid in trace element research in infant nutrition. Analyst 1998; 123: 821-826.

22. Rossipal, E, M Krachler, D Micetic-Turk. Concentrations of trace elements in sera of young infants fed breast milk or infant formula. In: Collera P, Negretti de Brätter V, I Khassanova, JC Etienne. John Libbey (Hrsg.): Metal Ions in Biology and Medicine Band 5. Paris: Eurotext, 1998: 511-515.

Anschrift der Autorin:

Erika Sievers
Klinik für Pädiatrie
Christian-Albrechts-Universität Kiel
Schwanenweg 20
D-24105 Kiel

Die biologische Bedeutung des Rubidiums in der Nahrungskette von Pflanze, Tier und Mensch

Lubomir Angelow, Kostinbrod

Zusammenfassung

Die geologische Herkunft des Lebensraumes nimmt signifikanten Einfluß auf den Rubidiumgehalt der Flora und des Trinkwassers. Granit- und Gneisverwitterungsböden erzeugen die Rb-reichste Flora. Diluviale Bildungen und Triasstandorte transferieren am wenigsten.

Die Rb-Aufnahme eilt der Stoffbildung voraus, so daß junge Pflanzen bzw. Pflanzenteile sehr Rb reich sein können (Spargel - 68 mg/kg TS bzw. Schwarzen Tee -100 mg/kg TS).

Alle stärke- und zuckerreichen Lebensmittel sind Rb-arm, während verschiedene Genußmittel (Kaffee, Tee, Kakao) etwa 40 % des verzehrten Rb liefern. Obst und Gemüse sind regelmäßig Rb reich.

Tierische Lebensmittel enthalten mit Ausnahme von Milch und Geflügelfleisch wenig Rb. Molkereierzeugnisse verlieren über die Molke und Wurst durch das Kochen reichlich Rb.

Frauen und Männer nahmen im Mittel 1.4 bis 1.5 mg Rb/Tag auf. Das Rb wird zu 70 % renal ausgeschieden. Die Kalkulation des Rb-Verzehrs mit Hilfe der Marktkorbmethode überschätzt die reale Rb-Aufnahme um 60 bis 105 %.

Einleitung

Das Spurenelement Rubidium (Rb) wurde 1860 von Bunsen und Kirchhoff in Dürkheimer Mineralwasser spektralanalytisch nachgewissen (14). Es wird durch zwei charakteristische dunkelrote Spektrallinien (lat. rubidus) ausgezeichnet (10). Das neue Alkalimetall setzt sich aus den zwei natürlichen Isotopen 85 (72.165 %) und 87 (27.835 %) zusammen. [87]Rb ist ein natürliches, radioaktives Isotop mit einer Halbwertzeit von $4.88 \cdot 10^{10}$ Jahren. Unter Abgabe von ß-Strahlung wandelt es sich in ^{87}Sr um.

Die 16 km dicke Erdkruste enthält 310 g Rb/t. Rb steht damit in der Häufigkeitsliste der Elemente an 17. Stelle zwischen Stickstoff (N) und Fluor (F). Rb-Mineralien gibt es nicht. Es kommt aber in allen Lithium (Li)- und Cäsium (Cs)-Mineralien vor und kann aus diesen gewonnen werden. Das Lepidolith ist ein Lithiumglimmer (9), das neben Li auch 0.2 bis 3.7 % Rb_2O enthält. Carnallit ($KCl \cdot MgCl_2 \cdot 6H_2O$), in dem das K zum Teil von Rb ersetzt sein kann, wird zur Gewinnung von Rb-Salzen verwendet. Das carnalitische Rohsalz enthält 200 bis 400 mg Rb/kg (8, 16, 19). Der Rb-Gehalt der Gesteine schwankt außerordentlich viel (5-200 mg Rb/kg). Die saueren Urgesteine (Granit, Gneis) sind im Mittel ungleich Rb-reicher als die basischen und ultrabasischen Eruptivgesteine (Basalt, Peridotit) (13).

In der Literatur gibt es nur wenige Gehaltsangaben und noch weniger Informationen über seine biologische Bedeutung (21, 23). Die Verwendung des Rb als Psychopharmaka wurde ähnlich wie die des Li in der siebziger und achtziger Jahren experimentell geprüft und wissenschaftlich diskutiert. Ursprünglich wurde seine antimanische Wirkung bei manisch depressiven Patienten genutzt. Später kam Rb auch bei schizophrenen Patienten in Mengen von 0.2 bis 2.0 g/Tag mit positiver Wirkung zum Einsatz (1, 6, 7, 12, 18).

Die biologische und nutritive Bedeutung des Rb ist nach dem gegenwärtigen Erkenntnisstand wesentlich größer als die pharmakologische, obwohl das Rb trotz seines reichlichen Vorkommens in der Nahrungskette in den letzten Jahren wenig beachtet wurde. Die vorliegende Arbeit versuchte, verschiedene Wissenslücken über dieses Ultraspurenelement zu schließen.

Material und Methoden

Die Analyse des Rb-Gehaltes der verschiedenen Probearten, einschließlich des Tränk- und Trinkwassers (Tab. 1), erfolgte nach Trocknung bei 105 ^{0}C bis zur Gewichtskonstanz und Veraschung bei 450 ^{0}C im Muffelofen.

Die Rb-Bestimmung kann sowohl durch Flammenemmissionsspektrophotometrie (AES) als auch durch Flammenatomabsorptionsspektrophotometrie (AAS) erfolgen. Die beide Meßtechniken besitzen die gleiche Nachweisgrenze von 0.02 μg/ml. Die flammenlose AAS erfast bis 6 pg/ml (11). Rb wurde bei einer Wellenlänge von 780 nm und einer Spaltbreite von 0.2 mm bestimmt. Die Eichkurve war bis zu einer Konzentration von 3.5 μg/ml linear. Die Einflußnahme der die Rb-Bestimmung störenden Alkali- und Erdalkalielemente (Ca, Na, K) wurde durch das Standardadditionsverfahren eliminiert. Weitere Einzelheiten der Versuchsplanung werden von Angelow (2) mitgeteilt.

Tab. 1: Anzahl der untersuchten Proben

Probenart	Anzahl
Indikatorpflanzen	873
Wasser	44
Wild- und Nutztiere	173
Pflanzliche Lebensmittel	982
Tierische Lebensmittel	522
Getränke	162
Duplikatversuch	975
Exkrete	531
Summe	**4262**

Ergebnisse

Der Einfluß der geologischen Herkunft des Standortes auf den Rubidiumgehalt der Flora

Der Einfluß der geologischen Herkunft des Lebensraumes auf den Rb-Gehalt der Flora wurde mit Hilfe von Indikatorpflanzen systematisch untersucht. Um alle Lebensräume testen zu können, müßten ubiquitär verbreitete Arten verwendet werden. Nach eingehender Prüfung wurden dazu einerseits Wiesen- und Ackerrotklee und andererseits Weizen und Roggen verwendet (3, 17, 20). Die Indikatorpflanzen müssen sich zum Testzeitpunkt im gleichen Entwicklungsstadium befinden. Als phänologische Basis wurde die Roggenblüte benutzt.

Der mittlere Rb-Anteil der vier Arten bzw. Spezies wurde in Abhängigkeit von der geologischen Herkunft ihrer Lebensräume errechnet und die 13 Mittelwerte von jeweils zwei Arten korrelativ verrechnet (Tab. 2).

Dabei zeigte sich, daß der Rb-Gehalt der Testpflanzen tatsächlich artspezifisch korreliert. Der Rb-Gehalt von Ackerrotklee und Weizen bzw. Wiesenrotklee und Roggen zeigte mit r = 0.82 bzw. 0.79 die größte Abhängigkeit, während die Rb-Anteile des Wiesen- und Ackerrotklees bzw. Ackerrotklee und Roggen mit einem r von jeweils 0.66 korrelierten. Die geologische Herkunft des Lebensraumes beeinflußt dennoch den Rb-Gehalt der Flora gesichert und in einem erstaunlich großen Umfang.

Tab. 2: Die Beziehung des Rubidiumgehaltes zweier Spezies eines Lebensraumes gleicher geologischer Herkunft (x-erste, y-zweite Pflanze)

Pflanzenart		p	y	r
Wiesenrotklee : Ackerrotklee	(13)	< 0.01	$2.290 + 0.438\,x$	0.66
Wiesenrotklee : Weizen	(13)	> 0.05	$4.518 + 0.184\,x$	0.63
Wiesenrotklee : Roggen	(13)	< 0.001	$2.003 + 0.291\,x$	0.79
Ackerrotklee : Weizen	(13)	< 0.001	$4.286 + 0.332\,x$	0.82
Ackerrotklee : Roggen	(13)	< 0.01	$3.997 + 0.336\,x$	0.66
Roggen : Weizen	(13)	> 0.05	$4.463 + 0.485\,x$	0.61

Um den Einfluß des Standortes auf den artspezifisch unterschiedlichen Rb-Gehalt der vier Indikatorpflanzen bzw. Spezies zu verdeutlichen, mußte dieser relativiert werden. Beim Vergleich des Rb-Gehaltes der Testpflanzen wurde der höchste Rb-Anteil gleich 100 und die anderen dazu ins Verhältnis gesetzt (Tab. 3).

Die vier Indikatorpflanzen auf Gneisverwitterungsböden akkumulierten in jedem Fall am meisten Rb und bekamen damit die Relativzahl 100. Auch die Pflanzengesellschaften der Granitverwitterungsböden erwiesen sich als Rb reich, wenn auch ihr Rb-Anteil im Mittel bereits etwa ein Viertel geringer als der der Gneisverwitterungsböden war. Die Verwitterungsböden des Rotliegenden und Phyllites liefern den Pflanzen bereits ein Drittel weniger Rb als die des Gneises. Die alluvialen Auen der Flüsse und Bäche erzeugen mit einer Relativzahl von 58 im Vergleich zum Gneisverwitterungsboden noch eine relativ Rb-reiche Flora. Die Tonmineralien dieser Bildungen binden bei Überschwemmungen viel Rb (22). Die absolut niedrigste Relativzahl von 21 und damit der niedrigste Rb-Gehalt wurde in der Flora der Keuperverwitterungsböden ermittelt. Der Rb-Gehalt der Pflanzen wird durch die geologische Herkunft des Bodens deutlich stärker als der Anteil anderer Spurenelemente (I, Ni,) variiert (4, 5).

Tab. 3: Der Einfluß der geologischen Herkunft des Standortes auf den Rubidiumgehalt der Flora in Mitteleuropa

Geologische Herkunft des Standortes	Relativzahl
Gneisverwitterungsböden	100
Granitverwitterungsböden	78
Verwitterungsböden des Rotliegenden	65
Phyllitverwitterungsböden	60
Alluviale Auen	58
Schieferverwitterungsböden (Devon, Silur, Culm)	48
Moor-, Torfböden	37
Löß	33
Geschiebelehm	32
Buntsandsteinverwitterungsböden	30
Muschelkalkverwitterungsböden	27
Diluvialer Sand	26
Keuperverwitterungsböden	21

Der Rb-Anteil des Trinkwassers der Fauna und des Menschen kann nach den bei anderen Spurenelemente gesammelten Erfahrungen erheblichen Einfluß auf das Spurenelementangebot nehmen. Unter diesem Aspekt wurde der Rb-Gehalt des Trinkwassers in den neuen Bundesländern Mecklenburg-Vorpommern, Brandenburg, Sachsen-Anhalt und Sachsen systematisch untersucht und eine mittlere Rb-Konzentration von 11 µg/l ermittelt (Tab. 4).

In der Literatur gibt es kaum Hinweise zum Rb-Gehalt des Trinkwassers. Das umgebende Gestein bzw. der diesem aufliegende Boden beeinflußt den Rb-Anteil des Trinkwassers signifikant. Die Wasserproben der Lebensräume auf Gneis, Granit und Phyllit enthalten 14 bis 18 µg Rb/l. Das Rb-ärmste Wasser lieferten die pleistozänen und holozänen Bildungen (diluvialer Sand, Löß) und der Muschelkalk. Die geologisch bedingte Schwankungsbreite des Rb-Gehaltes im Trinkwasser der neuen Bundesländer von 3.1 bis 18 µg/l ist damit kleiner als beim Iod (0.9-9.0 µg/l) und Cadmium (0.06-17.4 µg/l) (4, 15).

**Tab. 4: Der Rubidiumgehalt des Trinkwassers in Lebensräumen verschie-
dener geologischer Herkunft (µg/l)**

Geologische Herkunft	x	s
Gneis	18.0	11.0
Gran	14.0	13.0
Phyllit	14.0	3.2
Rotliegendes	12.0	6.2
Moor	10.0	6.7
Syenit	8.7	5.0
Löß	7.7	4.0
Muschelkalk	3.5	2.5
Diluvialer Sand	3.1	0.5

Der Einfluß der Pflanzenart auf den Rb-Bestand wurde bei sieben verschiedenen Spezies systematisch untersucht (Tab. 5).

Insgesamt kamen 849 verschiedene landwirtschaftliche Wiesen- und Wald-
pflanzen zur Analyse, die auf 13 Standorten unterschiedlicher geologischer Herkunft wuchsen. Der Weizen war von der untersuchten Arten die Rb-ärmste, obwohl er sich zum Sammelzeitpunkt erst im Schossen befand und damit physiologisch jünger als bereits blühende Roggen war.

Ackerrotklee und Weißklee besitzen mit 11 bzw. 15 mg Rb/kg einen ähnlichen Rb-Gehalt, während Scharfer Hahnenfuß und Wiesenrotklee signifikant Rb-
reicher sind. Von den untersuchten Arten akkumulierte der Wiesenknöterich in
der Blüte mit Abstand am meisten Rb. Er bevorzugt saure Standorte und gedeiht
nur dort, so daß sein hoher Rb-Bestand nicht überraschend ist.

Tab. 5: Der Rubidiumgehalt verschiedener Pflanzenarten (mg/kg TS)

Pflanzenart	Entwicklungsstadium	x	s
Weizen	im Schossen	6.8	5.1
Roggen	in der Blüte	7.8	8.1
Ackerrotklee	in der Knospe	11	12
Weißklee	in der Blüte	15	5.1
Scharfer Hahnenfuß	in der Blüte	21	11
Wiesenrotklee	in der Blüte	21	19
"Wiesengras"	zur Roggenblüte	29	19
Wiesenknöterich	in der Blüte	62	23

Der Rubidiumtransfer in die verschiedenen Ebenen der Nahrungskette (Pflanzenfresser, Räuber, Allesfresser)

Um den Transfer des Rb in der Nahrungskette zu verfolgen, wurden zwei pflanzenfressende Spezies (Waldmaus, Feldmaus) und zwei räuberisch lebende (Zwergspitzmaus, Waldspitzmaus) eines Lebensraumes untersucht (Tab. 6).

Tab. 6: Der Rubidiumgehalt verschiedener Mäuse- und Spitzmäusearten eines Lebensraumes (mg/kg TS)

Ebene der Nahrungskette	Art	n◂	x	s
Pflanzenfresser:	Waldmaus	(10)	8.80	2.75
	Feldmaus	(10)	9.29	2.74
Räuber:	Zwergspitzmaus	(7)	4.55	1.02
	Waldspitzmaus	(9)	5.26	1.40
$P^{1)}$			< 0.001	
%			55	

[1] Pflanzenfresser zu Räuber

Die zwei Spitzmausarten des gleichen Lebensraumes speichern im Mittel nur 45 % der bei den pflanzenfressenden Mäusearten gefundenen Rb-Konzentrationen. Die Verminderung des Rb im Körper der Tiere entspricht damit der bei der Waldmaus und Spitzmaus, welche die Nahrungskette auf den zwei trophischen Ebenen repräsentieren, ermittelten Rb-Depletion (46 bis 69 %). Die Differenz zwischen dem Rb-Anteil der Pflanzenfresser zu Räuber ist hochsignifikant.

Die Analyse der Leber und Nieren sieben anderer pflanzenfressender, räuberisch lebender und allesfressender Spezies zeigte große und gut zu erklärende Unterschiede.

Zusammenfassend kann für den Transfer des Rb auf den verschiedenen Ebenen der Nahrungskette festgestellt werden, daß sich das Rb in der Flora entsprechend des pflanzenverfügbaren Bodenangebotes anreichert und zum Pflanzenfresser transferiert wird. Das Rb der Pflanzenfresser wird von den Räubern übernommen, die Rb-Konzentrationen ihrer Gewebe sind aber gesichert niedriger als die der Pflanzenfresser. Omnivoren speicherten ebenfalls signifikant weniger Rb in den Testgeweben (Leber, Nieren) als Herbivoren.

Der Rubidiumgehalt der Lebensmittel und Getränke

Die Analyse der Lebensmittel und Getränke erfolgte 1988 anhand von 106 für die frühere DDR typischen Nahrungsmitteln. Nach der Wiedervereinigung 1991 wurden nach dem gleichen Schema 124 Nahrungsmittel und Getränke zur Rb-Bestimmung aufgekauft. Insgesamt kamen 136 verschiedene Lebensmittel zur Untersuchung. Der Rb-Gehalt der Proben wurde zusammengefaßt, wenn sich dieser von 1988 und 1991 nicht unterschied. Die mit * gekennzeichneten sind nur 1988 und die mit ** markierten nur 1991 analysiert worden.

Der Rubidiumgehalt pflanzlicher Lebensmittel

Alle stärkereichen Nährmittel (Weizen, Maisan, Gries, Weizenmehl, Reis) erwiesen sich als Rb-arm. Die proteinreiche Lebensmittel (Erbsen, weiße Bohnen) enthalten von 5.30 bis 6.8 mg Rb/kg TS. Neben Zucker, Vanillepudding und Marmelade mit einem Rb-Anteil von < 1.0 mg/kg sind auch Kunst- und Bienenhonig, Nudeln und Makkaroni Rb-arm. Der extrem hohe Rb-Anteil des Schokoladenpuddings (8.66-14.1 mg/kg) resultiert aus dem Kakaoeinsatz, der viel Rb liefert.

Genußmittel

Pralinen und Schokolade enthalten in Abhängigkeit vom Kakaoanteil und dessen Rb-Gehalt beträchtliche Rb-Mengen (Tab. 7).
Zucker und Milch verdünnen den Rb-Anteil der Schokolade. Die Bonbons enthalten erwartungsgemäß wenig Rb, während die 1988 gekaufte Schwarze Tee (Grusinischer Tee aus dem Kaukasus) mit 100 mg Rb/kg von allen untersuchten Lebensmitteln die höchste Rb-Konzentration besaß.
Die Überführung des Rb aus dem Tee in das Getränk ist für den Konsumenten der entscheidende Schritt bei der Rb-Aufnahme. Aus diesem Grund wurde dem Transfer des Rb in das Getränk bei der Teezubereitung besondere Aufmerksamkeit gewidmet und in einem speziellen Versuch geprüft (Tab.8).

Tab. 7: Der Rubidiumgehalt verschiedener Genußmittel in mg/100 g eßbarem Anteil (FS) bzw. in mg/kg TS

Art	TS (%)	mg/100 g FS	mg/kg TS x	s
Bonbons **	96.4	0.067	0.70	0.44
Pralinen	93.4	0.563	6.03	1.09
Vollm. Schokolade 1991	95.1	0.594	6.25	0.90
Vollm. Schokolade 1988	95.1	0.704	7.40	0.66
Kakao 1991	88.1	1.080	12.30	1.07
Kaffee	96.2	3.980	41.40	7.29
Kakao 1988	92.4	5.480	59.30	8.51
Schwarzer Tee 1991	94.9	5.720	60.00	18.00
Schwarzer Tee 1988	92.3	9.270	100.00	24.00

Tab. 8: Der Rubidiumtransfer aus den Teebeuteln in das trinkfertige Getränk (µg)

Teeart, (n=12)	Rb-Gehalt mg/kg TS	Teebeutel (µg/Beutel)	Tee (µg/200 ml)	%
Pfefferminz	12	16	18	112
Malven-Hibiskus	33	39	39	100
Ceylon-Assam-Mischung	67	111	89	80
Früchte	40	67	31	46
Rb-Transfer in das Getränk				85

Dabei zeigte sich, daß zwischen 45 und 100 % des Rb der Teebeutel in das trinkfertige Getränk überführt wurden. Es kann davon ausgegangen werden, daß die Exrahierbarkeit des Rb von der Rb-Konzentration des Tees abhängig ist. Rb-arme Teesorten ermöglichen offenbar eine restlose Rb-Extraktion aus dem Tee. Wahrscheinlich kann man im Durchschnitt vieler Teesorten mit einem etwa 85 %igen Transfer in das trinkfertige Getränk rechnen.

Obst

Alle untersuchten Fruchtarten liefern mit 5.0 bis 30 mg Rb/kg TS erstaunlich viel Rb (Tab.9).
Die "Kubaorangen" von 1988 waren mit 29.70 mg/kg TS extrem Rb-reich, während die Apelsinen des Mittelmeerraumes nur 20 % des Rb-Anteils der Kubaorangen lieferten. Äpfel enthalten mit 5 mg/kg TS im Mittel nur die Hälfte der Menge, die in der Birne vorkommt. Diese Schwankungsbreite war mit Blick auf die unterschiedlichen Anbaugebiete und ihre differente geologische Herkunft zu erwarten.

Tab. 9: Der Rubidiumgehalt verschiedener Früchte in mg/100 g eßbarem Anteil (FS) bzw. in mg/kg TS

Art	TS (%)	mg/100 g FS	mg/kg TS x	s
Äpfel	12.1	0.061	5.02	2.89
Apfelmus	14.7	0.075	5.10	1.72
Zitronen	10.1	0.057	5.63	1.96
Orangen 1991	10.2	0.057	5.63	2.14
Ananas**	13.4	0.132	9.85	5.56
Birnen**	12.2	0.129	10.50	7.21
Bananen**	18.4	0.296	16.10	14.50
Orangen 1988	15.7	0.451	28.70	12.90
Kiwi**	15.9	0.472	29.70	21.40

Gemüse

Von den untersuchten Gemüsearten enthielten gekaufte Mischpilze, deren Arten unbekant blieben, am wenigsten Rb. Champignons erwiesen sich mit 9.5 mg Rb/kg TS als signifikant Rb reicher (Tab. 10).
Die Kartoffel, welche als Lebensmittel in Deutschland eine große Rolle spielt, liefert mit 4.8 mg/kg TS eine relativ große und Rb-Bilanz beeinflussende Rb-Menge. Auch die verschiedenen Brassicaarten (Rot-, Weiß-, Sauerkraut, Kohlrabi) können viel Rb liefern.
Über Tomaten, grüne Bohnen und insbesondere Gurken bzw. frische Möhren kann der Konsument im Mittel reichlich Rb aufnehmen. Das Kochen des Gemü-

ses führt zu hohen Rb-Verlusten mit dem Kochwasser. Gekochte Möhren enthielten nur 4 mg Rb/kg TS im Vegleich zu 22 mg/kg TS in frischen. Trotz großer Schwankungsbreite erwies sich der Spargel als das Rb-reichste Gemüse. Mit 68 mg/kg TS zählt er neben dem Schwarzen Tee zu den Rb-reichsten Lebensmitteln. Diese Rb-Akkumulation im Spargel muß mit der der Stoffbildung vorauseilenden Rb-Aufnahme junger Pflanzenteile in Verbindung gebracht werden.

Tab. 10: Der Rubidiumgehalt verschiedener Gemüsearten in mg/100 g eßbaren Anteil (FS) bzw. in mg/kg TS

Art	TS (%)	mg/100 g FS	mg/kg TS	
			x	s
Mischpilze**	6.0	0.003	0.57	0.77
Möhren (Glas)	6.4	0.024	3.79	3.05
Kartoffeln	18.3	0.089	4.84	1.55
Rotkraut	9.2	0.068	7.39	3.38
Kopfsalat 1988	6.0	0.048	8.00	2.24
Tomaten	5.8	0.049	8.45	4.76
Grüne Bohnen	6.7	0.060	8.96	8.63
Champignons**	5.2	0.049	9.49	14.90
Sauerkraut	8.7	0.084	9.68	3.09
Weißkraut	9.1	0.112	12.40	5.86
Gurken	5.2	0.095	18.30	8.38
Kopfsalat 1991	7.3	0.159	21.80	9.37
Möhren (frisch)	7.0	0.156	22.30	12.00
Kohlrabi	10.4	0.294	28.30	17.40
Spargel**	4.6	0.313	68.00	48.80

Der Rubidiumgehalt tierischer Lebensmittel

Wie beim Transfer des Rb auf den verschiedenen Ebenen der Nahrungskette beschrieben (1), war zu erwarten, daß die tierischen Lebensmittel Rb-ärmer als Gemüse, Früchte und Gewürze sind. Diese allgemeine Feststellung ist, wenn man von Geflügelfleisch und Leber bzw. Nieren absieht, zutreffend.

Milch und Molkereierzeugnisse

Butter, Käse und Quark sind im Mittel drastisch Rb-ärmer als die Milch. Diese Aussage trifft vor allem für Butter und Margarine zu (Tab. 11). Auch die verschiedenen Käsearten sind, beginnend bei Edamer, Gouda, Camembert und Tollenser mit < 1 mg Rb/kg TS, im Vergleich zur Milch Rb-arm. Der größte Teil des Rb verläßt mit der Molke den Käse. Bei näherer Betrachtung wird auch sichtbar, daß die 1991 hergestellten Molkereierzeugnisse häufig Rb-reicher als die 1988 produzierten waren. Besonders deutlich wird dieser Einfluß beim Schmelzkäse. Er enthielt 1991 etwa die 4fache Rb-Menge wie der 1988 analysierte.

Tab. 11: Der Rubidiumgehalt der Milch und verschiedener Molkereiprodukte in mg/100 g eßbaren Anteil (FS) bzw. in mg/kg TS

Art	TS (%)	mg/100 g FS	mg/kg TS x	mg/kg TS s
Butter	61.1	0.031	0.51	0.26
Edamer*	55.0	0.037	0.68	0.17
Gouda 1988	55.0	0.039	0.71	0.20
Camembert 1988	45.4	0.045	0.99	0.35
Tollenser*	55.2	0.055	0.99	0.20
Limburger*	45.9	0.053	1.15	0.40
Gouda 1991	61.1	0.078	1.28	0.39
Schmelzkäse 1988	40.3	0.053	1.32	0.63
Camembert 1991	46.0	0.083	1.80	0.51
Quark 1988	18.3	0.052	2.85	0.77
Joghurt**	17.7	0.067	3.79	1.21
Milch 1988	12.0	0.051	4.21	2.70
Quark 1991	18.9	0.085	4.50	0.99
Schmelzkäse 1991	45.2	0.228	5.04	2.99
Milch 1991	10.7	0.097	9.06	2.02
Kondensmilch	20.2	0.202	10.00	3.01

Fleisch, Innereien, Wurst, Hühnerei

Der Rb-Bestand von Fleisch- und Wurstwaren variiert extrem (Tab. 12). Alle untersuchten Wurstarten speicherten im Mittel weniger Rb als Innereien und Fleisch der Schlachttiere, aus denen sie hergestellt wurden.

Für diesen Befund dürfte sowohl der niedrige Rb-Anteil des Fettes, welches zur Wurstherstellung benutzt wird, als auch das Kochen der Wurst, das zu Rb-Verlusten führt, verantwortlich sein.

Rind-, Schaf- Schweine- und Geflügelfleisch speichern zunehmende Rb-Mengen. Das Fleisch aller Spezies enthielt im Mittel 1991 mehr Rb als 1988, die Differenz war jedoch nur beim Hühnerfleisch signifikant. Die Ursache für den hohen Rb-Anteil des Geflügelfleisches (15.20-22.60 mg/kg TS) ist unbekannt. Das Getreide (Hauptfuttermittel des Geflügels) enthält relativ wenig Rb im Vergleich zum Grünfutter (Hauptfuttermittel der Pflanzenfresser). Weitere Untersuchungen sollten den möglicherweise artspezifischen Einfluß auf den Rb-Bestand der Geflügelmuskulatur klären.

Tab. 12: Der Rubidiumgehalt von Fleisch, Innereien, Wurst und Hühnerei in mg/100 g eßbaren Anteil (FS) bzw. in mg/kg TS

Art	TS (%)	mg/100 g FS	mg/kg TS x	s
Blutwurst	51.8	0.084	1.63	0.98
Leberwurst	51.8	0.154	2.98	1.24
Salami	64.1	0.204	3.18	0.88
Bockwurst	44.9	0.158	3.53	1.63
Leberkäse**	45.8	0.179	3.91	1.24
Mortadella**	41.2	0.173	4.20	0.86
Nieren 1988	26.6	0.125	4.70	2.38
Leber 1988	31.3	0.151	4.82	1.74
Hühnerei	25.7	0.154	5.99	1.81
Rindfleisch	27.2	0.186	6.84	3.58
Schaffleisch	33.1	0.229	6.92	3.27
Nieren 1991	20.7	0.196	9.48	3.01
Schweinefleisch	27.9	0.301	10.80	4.64
Leber 1991	28.9	0.357	12.40	3.21
Geflügelfleisch 1988	31.2	0475	15.20	4.08
Geflügelfleisch 1991	31.2	0.705	22.60	5.55

Der Rubidiumgehalt der Getränke

Mit Ausnahme der Destillate (Korn, Weinbrand) enthielten alle industriell herge-
stellten Getränke mehr Rb als das Trinkwasser (Tab. 13). Limonade und Cola bleiben mit ihrem Rb-Anteil in der Schwankungsbreite des Trinkwassers, während alle anderen untersuchten Getränke hochsignifikant mehr an dem wasserlöslichen Alkalielement Rb enthielten. Wermut, Bier, Weißwein und Sekt liefern regelmäßig zwischen 100 und 300 µg/l. Rotwein und Fruchtsaft waren Rb-reicher als die erstgenannten Getränke. Der hohe Rb-Gehalt verschiedener Fruchtsäfte überrascht aufgrund der Wasserlöslichkeit des Rb und des Reichtums der Früchte an diesem Element nicht. An dieser Stelle muß auch auf den hohen Rb-Gehalt des häuslich hergestellten Tees und Kaffees hingewiesen werden, die erheblich zur Rb-Versorgung beitragen.

Tab. 13: Der Rubidiumgehalt verschiedener Getränke in µg/100 ml bzw. in µg/l

Art	µg/100 ml	µg/l x	s
Korn	0.2	2.0	1.8
Weinbrand	0.5	5.3	0.5
Trinkwasser	1.1	11.2	8.8
Limonade	1.2	12.0	10.0
Cola	1.6	16.0	13.0
Wermut	11.2	112.0	108.0
Eierlikör 1988	17.8	178.0	46.0
Vollbier	19.4	194.0	60.0
Pilsener	20.8	208.0	84.0
Tee, versch. Arten (7.2 g/l)	22.1	221.0	153.0
Weißwein	24.2	242.0	54.0
Sekt	27.4	274.0	187.0
Eierlikör 1991	41.5	415.0	230.0
Rotwein**	68.9	689.0	357.0
Fruchtsaft**	99.0	990.0	557.0
Kaffee (40 g/l)	438.0	4380.0	1642.0

Der Rubidiumverzehr Erwachsener nach der Duplikatmethode

Der Rb-Verzehr Erwachsener wurde bei insgesamt 10 Testpopulationen aus jeweils sieben Frauen und sieben Männer über sieben aufeinanderfolgende Tage systematisch untersucht. Dabei zeigte sich, daß die Erwachsenen vor der Wiedervereinigung (1988) mit ausgeprägtem lokalen Lebensmittel- und Getränkeangebot im Mittel signifikant weniger Rb mit der Nahrungstrockensubstanz konsumierten (Tab. 14).

Dieser Befund war zu erwarten, da sich bereits bei der Analyse der Lebensmittel und Getränke zeigte, daß die 1991 gekauften wiederholt signifikant Rb-reicher als 1988 analysierten waren.

Die 1991 von den Frauen verzehrte Lebensmittel- und Getränketrockensubstanz enthielt 16 %, die von den Männer konsumierte 29 % mehr Rb als 1988. Der Unterschied ist hochsignifikant. Dieses Ergebnis wird wahrscheinlich generell durch einem umfangreichen Verzehr Rb-reichen Obstes und Gemüses im Vergleich zu 1988 erreicht.

Die von den Frauen verzehrte Lebensmittel- und Getränketrockensubstanz enthielt erstaunlicherweise signifikant mehr Rb als die von den Männern konsumierte. Ein geschlechtsspezifisch differenter Spurenelementkonsum wurde bisher nicht registriert. Die Ursache dafür kommt der geringfügig größere Obst- und Gemüseverzehr der Frauen in Frage. Auch die höhere Kaffee- und Teeaufnahme der Frauen trägt zu diesem Befund bei.

Tab. 14: Der Rubidiumgehalt der konsumierten Lebensmitteltrockensubstanz in Abhängigkeit von Geschlecht und Testzeit (μg/kg)

Jahr	(n; n)	Frauen		Männer		Geschlecht-seinfluß	
		s	x	x	s	p	%
1988	(196; 196)	1743	4444	3653	1315	< 0.001	82
1991	(308; 275)	2018	5145	4699	1701		91
Einfluß des Jahres, p % (1988 = 100 %)		< 0.001 116		129		-	

Die Rubidiumaufnahme Erwachsener

Die tägliche Rb-Aufnahme der Probanten vor und nach der Wiedervereinigung zeigte, daß Frauen und Männer im Mittel 28 bzw. 23 % mehr Rb als in der früheren DDR verzehrten (Tab. 15). Durch den Verzehr der Rb-reicheren Lebensmitteltrockensubstanz reduzierte sich der geschlechtsspezifische Spurenelementkonsum der Männer im Vergleich zu den Frauen auf eine statistisch nicht gesicherte Differenz. Rb ist das erste von 15 untersuchten Elemente, welches von den Frauen, im Mittel offenbar durch Bevorzugung von Obst, Gemüse, Schokolade, Kaffee bzw. Tee, nur insignifikant kleineren Mengen je Tag im Vergleich zu den Männer aufgenommen wird.

Tab. 15: Der Rubidiumverzehr Erwachsener in Abhängigkeit von Geschlecht und Testzeitpunkt (μg/kg)

Jahr (n; n)	Frauen		Männer		Geschlechtseinfluß	
	s	x	x	s	p	%
1988 (196; 196)	522	1292	1381	557	> 0.05	107
1991 (308; 275)	729	1657	1699	722	> 0.05	103
Einfluß des Jahres, p %	< 0.001 128		< 0.001 123		-	

Die Rubidiumausscheidung und Rubidiumbilanz Erwachsener

Bei drei Testpopulationen konnten auch die renalen und fäkalen Ausscheidungen tageweise gesammelt und die Rb-Bilanz aufgestellt werden (Tab. 16, 17).

Die renale und fäkale Rb-Ausscheidung des Menschen ist bisher kaum untersucht worden. Im Mittel scheiden beide Geschlechter 30 % des Rb fäkal und 70 % renal aus. Bei der Interpretation dieses Befundes ist zu beachten, daß Rb, ähnlich wie Na und K, nach Ausscheidung in das Intestinum einer wiederholten Absorption unterliegen kann.

Die Rb-Bilanz der drei Testpopulationen ist im Mittel negativ (Tab. 17). Eine Ursache für diesen Befund kann nicht genannt werden.

Tab. 16: Die Rubidiumausscheidung der Frauen und Männer über Harn und Fäzes

Exkretion	Frauen		Männer		p	%
	s	x	x	s		
Harn (µg/Tag)	764	1594	1638	736	> 0.05	103
Fäzes (µg/Tag)	755	679	660	523	> 0.05	97
p	< 0.001		< 0.001			
Harn (%)	70		71			-
Fäzes (%)	30		29			

Tab. 17: Die Rubidiumbilanz der Frauen und Männer

Parameter	Frauen		Männer		p	%
	s	x	x	s		
Aufnahme (µg/Tag)	774	1764	1989	816	< 0.05	113
Exkretion (µg/Tag)	1129	2273	2299	523	> 0.05	101
Bilanz (µg/Tag)	- 509		- 310			-
Bilanz (%)	- 29		- 16			

Der Rubidiumverzehr nach der Duplikat- und Marktkorbmethode

Die Kalkulation des Rb nach dem Marktkorbverfahren überschätzt die Rb-Aufnahme beider Geschlechter zu allen Meßzeitpunkten um 58 bis 105 %. Damit ist die Basketmethode höchstens zur "Kalkulation" des Rb-Konsums geeignet.

Als Ursache für die Differenzen muß vor allem die hohe Wasserlöslichkeit des Rb erwähnt werden. Beim Kochen von Gemüse und Kartoffeln gelangt ein erheblicher Rb-Anteil in das Kochwasser. Als weitere Einflußgröße, die zur Überschätzung des Verzehrs nach der Basketmethode führt, muß die in den verschiedenen Surveys unterstellte Trockenmasseaufnahme gelten.

Tab. 18: Die Rubidiumaufnahme nach der Duplikat- und Marktkorb-methode (µg/Tag)

| Vefahren | 1988 | | 1991 | |
	Frauen	Männer	Frauen	Männer
Duplikatmethode	1292	1381	1657	1699
Basketmethode	2185	2836	2613	2950
%	170	205	158	174

Diskussion

Rubidium muß trotz seines reichlichen Vorkommens in der Erdkruste von 310 mg/kg, seiner guten Pflanzenverfügbarkeit, die mit sinkendem Boden-pH-Wert zunimmt, und seinen hohen Konzentrationen in der Nahrungskette, welche 100 mg Rb/kg TS erreichen kann, als das vergessene Element bezeichnet werden.

Ob es einen Rb-Bedarf des Menschen gibt und welche Größe dieser besitzt, ist experimentell nicht geklärt. Tierversuche zeigten, daß Futterverzehr, Wachstum und Reproduktionsleistung intrauterin Rb-verarmte Tiere signifikant vermindert waren. Insbesondere die extrem hohe Abortrate Rb-arm ernährter Tiere fällt auf. Die Lebenserwartung der Rb-Mangeltiere blieb niedrig.

Rb wird als Bestandteil der Nahrungskette zukünftig eine große Rolle als in der Vergangenheit spielen.

Literatur

1. Acobettro, R I, B Ribas, T Ortiz, J T Torres. Role of monoamine oxidase isoenyzmes in rat motor activity after rubidium chloride treatment. Biochem Soc Transactions 1979; 7: 534

2. Angelow, L. Rubidium in der Nahrungskette. Habilitationsschrift. Friedrich-Schiller Universität Jena. Biol.-Pharm. Fakultät, 1994

3. Anke, M. Der Mengen- und Spurenelementgehalt von Luzerne, Ackerrotklee und Wiesenrotklee als Anzeiger der Mineralstoffversorgung. Arch Tier-ernährung 1968; 18: 121

4. Anke, M, B Groppel, K -H Bauch. In: Delange F, J T Dunn, D Glinoer, eds. Iodine Deficiency in Europe. Plenum Pres New York, London 1993: 151-158

5. Anke, M, E Lösch, L Angelow, M Glei, W. Arnhold, M Müller, H Illing. Die Nickelbelastung der Nahrungskette von Pflanze, Tier und Mensch in Deutschland. In: Anke M, H Bergmann, R Bitsch et al. eds. Mengen- und Spurenelemente 13. Gersdorf: Verlag MTV Hammerschmidt, 1993: 365-379

6. Betts, R P, C Paschalis, J A Jarratt, F A Jenner. Nerve fibre refractory period in patients treated with rubidium and lithium. J Neurosurgery Psychiatry 1978; 41: 971

7. Dunner, D L, H L Meltzer, R R Fieve. Cerebrospinal fluid rubidium metabolism in depression. Psychopharmacologia 1971; 37: 7

8. Falbe, J, M Regitz. Römpp Chemie Lexikon. Stuttgart, New York: Georg Thieme Verlag, 1989

9. Falbe, J, M Regitz. Römpp Chemie Lexikon. Stuttgart, New York: Georg Thieme Verlag, 1990

10. Falbe, J, M Regitz. Römpp Chemie Lexikon. Stuttgart, New York: Georg Thieme Verlag, 1992

11. Havesov, I, D Zalev. Atomabsorptionsanalyse. Sofia: Wissenschaftsverlag, 1980

12. Jenner, F A, C R Lee, C Paschalis, S E Hill, L Burkinshaw, G Jennings. Electrolyte metabolism in patients with periodic affective disorders during treatment with rubidium. Psychopharm 1983; 81: 301

13. Kabata-Pendias, A, H Pendias. Trace Elements in Soils and Plants. London: CRC-Press, 1992

14. Kirchhoff, G, R Bunsen. Chemische Analyse durch Spekralbeobachtungen. Annalen der Chemie und Pharmacie 1861; 118: 349

15. Müller, M. Cadmiumaufnahme und Cadmiumausscheidung Erwachsener nach der Marktkorb- und Duplikatmethode. Dissertation, FSU-Jena, 1993

16. Perelman, F M. Rubidium und Cesium. Moskau: Akademie der Wissen- schaft, 1960

17. Regius, A, S Szentmihályi, M Anke, E Riedel. Die Eisenversorgung von Pflanze, Tier und Mensch in Mitteleuropa. In: Anke M, Baumann W, Brückner Chr, Groppel B, Hrsg. 5. Spurenelementsymposium. FSU-Jena: VEB Kongreß- und Werbedruck Oberlungwitz, 1986: 395

18. Ribas, B, R I Acobertto, C Mate, A S Ruiz. Some effects of rubidium chloride on the motor activity and brain serotonin concentration of rats. Biochem Soc Transactions 1979; 7: 533

19. Schreiter, W. Rubidium. In: Seltene Metalle. Leipzig: Deutscher Verlag 1961: 300

20. Szentmihályi, S, M Anke, A Regius, J Pavel, D Lokay, M Grün. The copper supply of the flora in Middle Europe. In: Anke M, Baumann W, Brückner Chr, Groppel B, Hrsg. 5. Spurenelementsymposium. FSU-Jena: VEB Kongreß- und Werbedruck Oberlungwitz, 1986: 377

21. Vanhoe, H. A review of the capabilities of ICP-MS for trace element analysis in body fluids and tissues. J Trace Elem Electrolytes Health Dis. 1993; 7: 131

22. Voland, B, I Metzner, A Kluge. Complex geochemical investigations of soils on holocene sediments of flood plain and lowland areas. In: Anke M, Baumann W, Bräunlich H, Brückner Chr, Groppel B, Grün, Hrsg. 6th International Trace Element Symposium. FSU-Jena: VEB Kongreß- und Werbedruck Oberlungwitz, 1989: 142

23. Ward, N I, F R Abou-Shakra. Rubidium levels in human tissues and fluids. In: Anke M, Meissner D, Mills C F, eds. Trace Elements in Man and Animals TEMA-8. Gersdorf: Verlag Media Touristik, 1993: 81

Anschrift des Autors:

L. Angelow
Sektion „Ernährung und Futtermitteltechnologie
Forschungsinstitut für Tierzucht
2232 – Kostinbrod
Bulgarien

Orthomolekulare Medizin: Prävention und Therapie mit Mikronährstoffen

Jürgen Vormann, München

Einleitung

Mit orthomolekularer Medizin wird die „Erhaltung der Gesundheit und die Behandlung von Krankheiten durch Veränderung der Konzentration von Substanzen im menschlichen Körper, die normalerweise im Körper vorhanden und für die Gesundheit erforderlich sind" bezeichnet [1]. Orthomolekulare Medizin ist deshalb in erheblichem Maße Ernährungsmedizin. Im Bereich der Komplementärmedizin nimmt die orthomolekulare Medizin eine wachsende Bedeutung ein. Einen besonders hohen Stellenwert hat dabei eine adäquate Zufuhr von Mikronährstoffen (Vitaminen, Mineralstoffen und Spurenelementen).

Mikronährstoffe und Evolution

Nach neueren Untersuchungen entspricht die Aufnahme von Mikronährstoffen bei weitem nicht mehr derjenigen, an die sich unsere physiologischen Funktionen im Laufe der Evolution angepaßt haben [2]. Genetisch und physiologisch unterscheiden sich die heutigen Menschen praktisch nicht von denen der Steinzeit, die ca. 100 000 Generationen als Jäger und Sammler gelebt haben. Erst seit 500 Generationen wird Landwirtschaft betrieben, vor 10 Generationen begann das Industriezeitalter und erst seit ca. 2 Generationen verzehren wir hochgradig verarbeitete Lebensmittel. Die Menschen der Frühsteinzeit lebten überwiegend von Früchten und Blättern mit hohem Antioxidantiengehalt sowie Wild; erst nach Wandlung in eine Agrargesellschaft besteht die menschliche Nahrung in großem Umfang aus pflanzlichen Speicherstoffen (Getreide, Kartoffeln etc.) und dem Fleisch von Haustieren. Die Zufuhr einzelner Mikronährstoffe betrug deshalb in der Urzeit ein Vielfaches derjenigen von heute [3]. An diese hohe Zufuhr mit der Nahrung sind jedoch unsere physiologischen Funktionen angepaßt.

Eine wichtige Bedeutung für unser Gesundheitssystem besitzt die mit steigendem Alter erheblich zunehmende Inzidenz degenerativer Erkrankungen. Eine wesentliche Ursache für diese Zunahme ist darin begründet, daß es einen Evolutionsdruck nur bis zum Erreichen eines Alters, das optimale Reproduktion gewährleistet (ca. 40 - 50 Jahre), gibt. Nachfolgend auftretende Erkrankungen sind ohne Einfluß auf die Evolution. Das Anlegen von Speichern von protektiv wirkenden Mikronährstoffen zur Erreichung eines hohen Lebensalters in Gesundheit, stellt dementsprechend keinen Evolutionsvorteil dar. Allerdings kann durch eine entsprechende Ernährung eine große Zahl von Erkrankungen vermieden werden, so z. B. allein 30 - 40 % der Krebsfälle [4].

Orthomolekulare Medizin und Mikronährstoffbedarf

Bedarfsempfehlungen für Mikronährstoffe gehen gegenwärtig noch von der Vermeidung von Mangelsituationen aus, daraus leiten sich u.a. die Zufuhrempfehlungen der Deutschen Gesellschaft für Ernährung ab; ein zusätzliches Problem für die Mikronährstoffzufuhr bei Krankheiten ergibt sich daraus, daß sich Zufuhrempfehlungen nur an Gesunden orientieren. Erst allmählich wird die Möglichkeit der „maximalen Reduzierung des Risikos für alle Krankheiten mit Ernährungkomponente" in Zufuhrempfehlungen mit aufgenommen [5]. Das Ziel dieser Empfehlung ist nicht nur die Erhaltung des gegenwärtigen Gesundheitszustandes der Bevölkerung (wie bei den DGE-Empfehlungen) sondern eine darüber hinausgehende Verbesserung. Dieser Verbesserung des Gesundheitszustandes einer Population trägt auch die WHO-Empfehlung Rechnung. Als empfohlene Zufuhr wird die Menge eines Mikronährstoffes angegeben werden, die „zur Optimierung physiologisch wichtiger Funktionen benötigt wird". Eine Beeinträchtigung dieser Funktionen führt zwar noch nicht zur Krankheit, aber die Krankheitsrisiken werden erhöht [6].

Im Unterschied zur Bedarfsdefinition allein anhand der Vermeidung eines Mangels ist diese Zufuhrempfehlung wissenschaftlich sehr kontrovers und im Einzelfall auch sicherlich wissenschaftlich noch nicht abgeklärt.

Im September 1998 wird von der WHO und FAO eine Expertenkonferenz abgehalten, die auf Grundlage der erweiterten Definition neue Bedarfsempfehlungen für Vitamine und Mineralstoffe erarbeiten soll.

In der orthomolekularen Medizin wird versucht, durch eine hohe Zufuhr von Vitaminen, Antioxidantien, Mineralstoffen, Spurenelementen, sowie bestimmten Fett- und Aminosäuren pathophysiologische Prozesse zu beeinflussen. Dabei wird davon ausgegangen, die Ursache und nicht die Symptome von Erkrankungen zu behandeln, dementsprechend wird eine eher langsame Wirkweise erwartet. Durch die Verwendung körpereigener Substanzen ist die Nebenwirkungsrate relativ gering, allerdings durchaus vorhanden. Da chronische Stoffwechselimbalancen nicht nur durch das Fehlen einer einzelnen Substanz charakterisiert sind, werden in der orthomolekularen Medizin in der Regel Kombinationen mehrerer Substanzen verabreicht. Dieses bedingt den Nachteil der fehlenden Monokausalität in wissenschaftlichen Untersuchungen.

Wirksamkeit orthomolekularer Therapien

In wachsendem Umfang lassen sich die in vielen Einzelbeobachtungen festgestellten positiven Effekte einer hohen Zufuhr von Mikronährstoffen auch in epidemiologischen und prospektiven Untersuchungen nachweisen. Die häufig notwendige Gabe mehrerer Substanzen erschwert jedoch durch den fehlenden Nachweis der Monokausalität die Akzeptanz vieler Studien. Darüber hinaus besteht durch die fehlende Möglichkeit der Patentierbarkeit von Mikronährstoffen bei Pharmaherstellern nur geringes Interesse an großen und sehr teuren Doppelblindstudien. Trotzdem ist in den letzten Jahren das Wissen über die Wirksamkeit vieler Mikronährstoffe in der Prävention erheblich größer geworden.

Im nachfolgenden sollen eine Beispiele für den Beleg der Wirksamkeit von Mikronährstoffen in der Prävention und Therapie verschiedener Erkrankungen aus den letzten Jahren dargestellt werden.

Die größte wissenschaftliche Evidenz für die Wirksamkeit von hochdosierten Mikronährstoffen in Prävention und Therapie besteht für die antioxidativen Vitamine C und E.

Der Effekt einer hohen Vitamin C-Zufuhr konnte bei einer Vielzahl von Erkrankungen, wie z.B. Krebs (vor allem Magenkrebs), koronarer Herzkrankheit (KHK), Atemwegserkrankungen und Katarakt nachgewiesen werden [Übersichten 7, 8]. Eine Plasmasättigung mit Ascorbinsäure ist bei gesunden Probanden erst ab einer täglichen Zufuhr von 200 mg zu erreichen [9]. Diese Menge wird jedoch nur von 5-15% der Bevölkerung mit der Nahrung aufgenommen. Der Bedarf ist in Risikogruppen (z.B. Raucher, Diabetiker) weiter erhöht.

Auch für Vitamin E wurde ein protektiver Effekt bei KHK und neoplastischen Erkrankungen gefunden. In der Harvard Nurses Study verminderten 100 IE Vitamin E/Tag das Herzinfarktrisiko um 41% [10]. In der Harvard Physicians Study betrug die Verminderung des Herzinfarktrisikos 37% [11]. Nichttödliche Herzinfarkte wurden in einer placebokontrollierten Doppelblindstudie durch 400 oder 800 IE Vitamin E pro Tag um bis zu 77% vermindert [12].

Neben der Bedeutung als lipophilem Antioxidans und der Verminderung der Menge an oxidiertem LDL wird dem Vitamin E ein wichtige Funktion bei der Regulation der Zellproliferation, unabhängig von der antioxidativen Wirkung, zugeschrieben [13].

Supplementierung mit 50 mg Vitamin E/Tag über einen Zeitraum von 5-8 Jahren verminderte das Auftreten von Prostatakrebs bei Rauchern um 32% [14].

Die gleichzeitige Zufuhr von hochdosiertem Vitamin C (1000 mg) und E (800 IE) ist in der Lage, die nach einer fettreichen Mahlzeit eintretende Gefäßversteifung zu verhindern [15].

Ebenfalls in der Harvard Nurses Study konnte gezeigt werden, daß eine hohe Zufuhr von Folsäure und Vitamin B6 zu einer signifikanten Verminderung des Herzinfarktrisikos beitragen können [16]. Das besondere an diesen Untersuchungen ist, daß entsprechend hohe, protektiv wirkende Zufuhren dieser Vitamine nicht durch die normale Ernährung erzielt wurden, sondern durch eine langjährige Supplementierung.

Auch für andere Mikronährstoffe läßt sich durch eine - gegenüber der Versorgung mit der Nahrung - langfristig erheblich erhöhte Zufuhr ein gesundheitlicher Nutzen nachweisen.

Eine doppelblinde, placebo-kontrollierte Krebspräventionsstudie zeigte eine Verminderung der Krebsmortalität um ca. 50% durch die Zufuhr von 200 µg Selen/Tag über einen Zeitraum von 4,5 Jahren [17].

Die zusätzliche tägliche Einnahme von 200 oder 1000 µg Chrom über 4 Monate führte in einer kontrollierten Studie an Diabetikern zu einer signifikanten Verminderung von HbA1c, Nüchternblutzucker und Insulin [18].

Die gemeinsame tägliche Verabreichung von Megadosen von Vitamin A (40 000 U), B6 (100 mg), C (2000 mg), E (400 IE) und Zn (90 mg) bei Blasenkrebs halbierte in einer kontrollierten Untersuchung die Rezidivrate nach 10 Monaten [19].

Supplementierung mit Vitamin B6 (>2 RDA), B1 (>5 RDA) und B2 (>5 RDA) verminderte die Mortalität bei HIV-Infizierten in einem 8-jährigen follow up um 40% [20].

Die hochdosierte Verwendung von Magnesium (600 mg/Tag) in der Migräneprophylaxe führte in einer doppelblinden, placebo-kontrollierten Studie zu einer signifikanten Verminderung sowohl von Attackenhäufigkeit als auch von der Zahl der Migränetage pro Monat [21].

Ein wichtiges Ziel in der zukünftigen Forschung hinsichtlich des Bedarfs an Mikronährstoffen sollte es jetzt sein, Obergrenzen für die tägliche Zufuhr festzulegen, nachdem in den letzten Jahrzehnten die Definition von Untergrenzen zur Verhütung eines Mangels im Mittelpunkt des Forschungsinteresses stand.

Neue Methoden

Neben der Bestimmung der therapeutischen Effizienz von orthomolekularen Substanzen besteht zusätzlich die Notwendigkeit, neue diagnostische Methoden zu entwickeln, um einen unausgeglichenen Mikronährstoffstatus feststellen zu können. Bedingt durch die hohe Zahl möglicher zu messender Substanzen in unterschiedlichen Kompartimenten benötigt die Diagnostik integrative Verfahren, bei denen entweder gleichzeitig mehrere Parameter erfaßt werden oder Veränderungen der Homöostase gemessen werden können.

Eine neue Möglichkeit zur Bestimmung vor allem des antioxidativen Zustandes ist die Messung des Serum-Redoxpotentials nach unterschiedlicher Vorbehandlung (Bestrahlung) des Serums [22-24]. In Untersuchungen an mehreren tausend Proben konnten diagnostisch verwertbare Änderungen des Redoxpotentials bei verschiedenen Erkrankungen (Krebs, Infektionen, chronische Entzündungen) gegenüber Gesunden festgestellt werden [22].

Die nicht-invasive Messung des Spektrums der intrazellulären Elektrolyte ist mittels rasterelektronenmikroskopischer Röntgenstrahl-Emissionsspektroskopie in leicht zu erhaltenden Abstrichen von Sublingualzellen möglich. Diese Zellen sind in hohem Maß repräsentativ für den intrazellulären Mineralstoffgehalt von u.a. Herzmuskelzellen [25, 26].

Mit beiden Methoden ist eine für den Patienten unbelastende Statusbestimmung möglich. Gegenwärtig werden beide Methoden in umfangreichen klinischen Tests geprüft.

Fazit

Orthomolekulare Medizin entspricht in idealer Weise dem bereits von Erasistratos (250 v. Chr.) aufgestellten Prinzip: „Denn es ist viel besser, Krankheiten gar nicht entstehen zu lassen als sie zu bekämpfen". Die Verwendung hochdosierter Mikronährstoffe in Prävention und Therapie steht nicht im Gegensatz zur sog. Schulmedizin. Eine nicht ausreichende Versorgung mit Mikronährstoffen ist häufig. Der bei Erkrankungen oft erheblich gesteigerte Mikronährstoffbedarf wird nicht ausreichend therapiert und führt dadurch zu einer verstärkten Symptomatik, die wiederum den Einsatz weiterer Medikamente erforderlich macht. Mit Hilfe der orthomolekularen Medizin ist oft eine Durchbrechung dieses „circulus vitiosus" möglich. Der kausale Einsatz von Mikronährstoffen in Prävention und Therapie sollte deshalb zu den grundlegenden Aufgaben des heutigen Arztes gehören.

Literatur

1. Pauling L. Orthomolecular psychiatry. Varying the concentrations of substances normally present in the human body may control mental disease. Science. 1968; 160: 265-271.

2. Eaton SB, Eaton SB 3rd, Konner MJ, Shostak M. An evolutionary perspective enhances understanding of human nutritional requirements. J Nutr 1996; 126: 1732-1740.

3. Eaton SB, Eaton SB 3rd, Konner MJ Eur. Paleolithic nutrition revisited: a twelve-year retrospective on its nature and implications. J Clin Nutr 1997; 51: 207-216.

4. Food, Nutrition and the Prevention of Cancer: a global perspective. Washington: World Cancer Research Fund, American Institute for Cancer Research 1997.

5. Committee on Diet and Health: Diet and Health. National Academy Press, Washington, D.C. USA, 1989.

6. Trace Elements in Human Nutrition and Health,. Genf: WHO 1996

7. Sauberlich HE. Pharmacology of vitamin C. Annu Rev Nutr. 1994; 14: 371-391.

8. Metz G. Vitamin C in Prävention und Therapie: Wieviel, für wen, wozu? Pharmaz Z 1998; 143, 11-22.

9. Levine M, Conry-Cantilena C, Wang Y, Welch RW, Washko PW, Dhariwal KR, Park JB, Lazarev A, Graumlich JF, King J, Cantilena LR. Vitamin C pharmacokinetics in healthy volunteers: evidence for a recommended dietary allowance. Proc Natl Acad Sci 1996; 93: 3704-3709.

10. Stampfer MJ, Hennekens CH, Manson JE, Colditz GA, Rosner B, Willett WC. Vitamin E consumption and the risk of coronary disease in women. N Engl J Med 1993; 328: 1444-1449.

11. Rimm EB, Stampfer MJ, Ascherio A, Giovannucci E, Colditz GA, Willett WC. Vitamin E consumption and the risk of coronary heart disease in men. N Engl J Med 1993; 328: 1450-1456.

12. Stephens NG, Parsons A, Schofield PM, Kelly F, Cheeseman K, Mitchinson MJ. Randomised controlled trial of vitamin E in patients with coronary disease: Cambridge Heart Antioxidant Study. Lancet 1996; 347: 781-786.

13. Azzi A, Boscoboinik D, Fazzio A, Marilley D, Maroni P, Ozer NK, Spycher S, Tasinato A. RRR-alpha-tocopherol regulation of gene transcription in response to the cell oxidant status. Z Ernahrungswiss 1998; 37 Suppl 1: 21-28.

14. Heinonen OP, Albanes D, Virtamo J, Taylor PR, Huttunen JK, Hartman AM, Haapakoski J, Malila N, Rautalahti M, Ripatti S, Maenpaa H, Teerenhovi L, Koss L, Virolainen M, Edwards BK. Prostate cancer and supplementation with alpha-tocopherol and beta-carotene: incidence and mortality in a controlled trial. J Natl Cancer Inst 1998; 90: 440-446.

15. Plotnick GD, Corretti MC, Vogel RA. Effect of antioxidant vitamins on the transient impairment of endothelium-dependent brachial artery vasoactivity following a single high-fat meal. JAMA 1997; 278: 1682-1686.

16. Rimm EB, Willett WC, Hu FB, Sampson L, Colditz GA, Manson JE, Hennekens C, Stampfer MJ. Folate and vitamin B6 from diet and supplements in relation to risk of coronary heart disease among women. JAMA 1998; 279: 359-364.

17. Clark LC, Combs GF Jr, Turnbull BW, Slate EH, Chalker DK, Chow J, Davis LS, Glover RA, Graham GF, Gross EG, Krongrad A, Lesher JL Jr, Park HK, Sanders BB Jr, Smith CL, Taylor JR. Effects of selenium supplementation for cancer prevention in patients with carcinoma of the skin. A randomized controlled trial. Nutritional Prevention of Cancer Study Group. JAMA 1996; 276: 1957-1963.

18. Anderson RA, Cheng N, Bryden NA, Polansky MM, Cheng N, Chi J, Feng J, Elevated intakes of supplemental chromium improve glucose and insulin variables in individuals with type 2 diabetes. Diabetes 1997; 46: 1786-1791.

19. Lamm DL, Riggs DR, Shriver JS, vanGilder PF, Rach JF, DeHaven JI. Megadose vitamins in bladder cancer: a double-blind clinical trial. J Urol 1994; 151: 21-26.

20. Tang AM, Graham NM, Saah AJ. Effects of micronutrient intake on survival in human immunodeficiency virus type 1 infection. Am J Epidemiol 1996; 143: 1244-1256.

21. Peikert A, Wilimzig C, Kohne-Volland R. Prophylaxis of migraine with oral magnesium: results from a prospective, multi-center, placebo-controlled and double-blind randomized study. Cephalalgia 1996; 16: 257-263.

22. Heinrich, H, D Hamann. The oxidation reduction potential: A new criterion for cancer diagnosis. In: Breit A, editor. Tumor response monitoring and treatment planning. Berlin Heidelberg: Springer-Verlag 1992: 741-746.

23. Kohen R, Chevion S, Schwartz R, Berry EM. Evaluation of the total low molecular weight antioxidant activity of plasma in health and disease: a new approach. Cell. Pharmacol. 1996; 3; 355-359.

24. Chevion S, Berry EM, Kitrossky N, Kohen R. Evaluation of plasma low molecular weight antioxidant capacity by cyclic voltammetry. Free Radic Biol Med 1997; 22: 411-421.

25. Haigney MC, Silver B, Tanglao E, Silverman HS, Hill JD, Shapiro E, Gerstenblith G, Schulman SP. Noninvasive measurement of tissue magnesium and correlation with cardiac levels. Circulation 1995; 92: 2190-2197.

26. Haigney MC, Berger R, Schulman S, Gerstenblith G, Tunin C, Silver B, Silverman HS, Tomaselli G, Calkins H. Tissue magnesium levels and the arrhythmic substrate in humans. J Cardiovasc Electrophysiol 1997; 8: 980-986.

Anschrift des Autors:

J. Vormann
Protina Pharm. GmbH
Adalperostr. 30
D-85737 Ismaning b. München

Sachregister